ÉTUDE CLINIQUE

SUR UNE

ÉPIDÉMIE DE FIÈVRES

D'ORIGINE TELLURIQUE

A TYPES PARTICULIERS

Observée en 1882, à l'hôpital de Saint-Dié, sur les hommes du 10e bataillon de chasseurs à pied

Par le Dr W. GROLLEMUND

MÉDECIN DE L'HÔPITAL DE SAINT-DIÉ, MEMBRE CORRESPONDANT DE LA SOCIÉTÉ DE MÉDECINE DE NANCY

NANCY

IMPRIMERIE BERGER-LEVRAULT ET Cie

11 RUE JEAN-LAMOUR, 11

1884

ÉTUDE CLINIQUE

SUR UNE

ÉPIDÉMIE DE FIÈVRES

D'ORIGINE TELLURIQUE

A TYPES PARTICULIERS

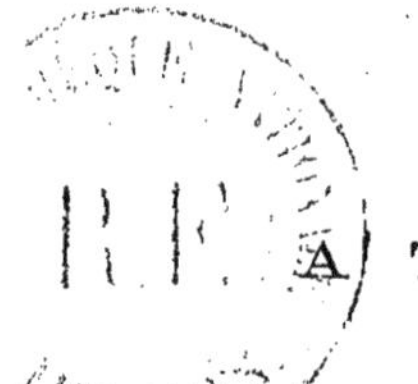

Observée en 1882, à l'hôpital de Saint-Dié, sur les hommes du 10e bataillon de chasseurs à pied

Par le Dr W. GROLLEMUND

MÉDECIN DE L'HÔPITAL DE SAINT-DIÉ, MEMBRE CORRESPONDANT DE LA SOCIÉTÉ DE MÉDECINE DE NANCY

NANCY

IMPRIMERIE BERGER-LEVRAULT ET Cie

11 RUE JEAN-LAMOUR, 11

1884

ÉTUDE CLINIQUE

SUR UNE

ÉPIDÉMIE DE FIÈVRES

D'ORIGINE TELLURIQUE A TYPES PARTICULIERS

En mai et juin 1882, le *Recueil des mémoires de médecine, de chirurgie et de pharmacie militaires* publiait un mémoire de notre excellent collègue et ami, M. le Dr Eude, médecin-major au 10e bataillon de chasseurs. Le travail a pour titre : *Relation d'une épidémie accidentelle de fièvres d'origine tellurique. — Considérations cliniques et étiologiques ;* il se rapporte à des faits observés en 1881 [1]. Arrivé à la fin de cette étude remarquable, M. Eude dit : « Si donc nous avions à formuler notre pronostic, nous « dirions qu'il est à craindre que la fièvre intermittente ne fasse « une nouvelle irruption dans le casernement de Saint-Dié ; le « chiffre relativement élevé des cas de l'année précédente, l'ex- « plosion épidémique de cette année, doivent faire redouter une « puissance délétère de plus en plus grande, une dégradation « pour ainsi dire plus avancée du sol. *Nous n'oublions pas toute- « fois la part qui revient aux agents météorologiques dans l'étio- « logie complexe de la fièvre intermittente, et nous admettons la « possibilité d'une atténuation dans la production miasmatique, « sous l'influence de conditions météoriques différentes.* »

M. Eude avait formulé son pronostic avec perspicacité ; la fièvre intermittente, pour ainsi dire inconnue à Saint-Dié, rare dans les localités environnantes, a fait, en 1882, une nouvelle apparition à la caserne de Saint-Dié ; et, du mois de janvier à la fin

1. Ce travail vient d'être distingué par une médaille d'argent décernée par la Commission des épidémies de l'Académie de médecine.

de juin, il nous a été donné de voir à l'hôpital 82 cas de fièvres paludéennes. Ce chiffre est considérable quand on le compare à celui de l'effectif du bataillon, qui dépasse à peine 650 hommes; il est considérable aussi quand on le met en rapport avec le nombre des fièvres intermittentes observées à la caserne, de 1873 à 1880. Dans cette longue période, il n'y a eu à l'hôpital que 14 malades atteints de fièvres à malaria. Cependant, il y a eu moins de malades en 1882 qu'en 1881 ; dans la même période de l'année 1881, nous en avons eu 113 à l'hôpital. Cette diminution dans la morbidité tient sans aucun doute à la différence des conditions météorologiques des deux années : les premiers mois de l'année 1881 ont été très pluvieux et très humides; par contre, les mois de janvier, de février, de mars et d'avril de l'an 1882 ont été particulièrement secs, et les pluies ne sont arrivées que plus tard, à une période où la végétation est déjà dans toute sa vigueur et absorbe les miasmes telluriques. Nous ne croyons pas devoir insister sur cette influence des conditions météorologiques qui nous ont été si favorables cette année. Colin[1] dit en effet que la pluie est nécessaire au développement des exhalaisons du sol, et que, si la terre reste la cause absolue de la fièvre intermittente, les agents météorologiques jouent le plus grand rôle dans le développement de la malaria. Du reste, grâce à cette siccité relative du commencement de l'année 1882, nous avons vu diminuer aussi une autre maladie, n'ayant aucun rapport avec les miasmes telluriques, mais dont le développement est bien influencé par les conditions météoriques; nous voulons parler de la diphthérie[2], qui, en 1881, a régné à Saint-Dié, et qui, tout en se continuant pendant l'automne, a presque totalement disparu aujourd'hui de notre localité.

Quoi qu'il en soit, nous ne discuterons pas longuement l'étiologie de ces fièvres intermittentes observées uniquement dans le casernement de Saint-Dié, alors que les habitations voisines, occupées par des ouvriers peu fortunés, restent tout à fait indemnes; nous renvoyons pour cela nos lecteurs au travail de M. Eude, où cette étude est faite de main de maître; nous nous associons à ses conclusions, et, comme lui, nous croyons que « la constitution géologique d'un terrain argilo-sablonneux, autrefois en

1. Colin, *Traité des fièvres intermittentes.*

2. *Revue médicale de l'Est,* novembre et décembre 1881, janvier 1882 : *Relation d'une épidémie de diphthérie,* observée à Saint-Dié, par le Dr W. Grollemund.

« culture, aujourd'hui abandonné et recouvert seulement en « partie d'une couche de gravier; que l'infiltration et la stagna- « tion des eaux de toutes provenances autour des baraques et « dans les différentes dépressions du terrain; la présence d'une « couche de terre imprégnée de matières organiques dans une « ancienne mare de terrains vagues; la proximité d'une nappe « d'eau qui reçoit des détritus de matières organiques de toutes « sortes, sont des conditions qu'il est impossible d'incriminer « d'une façon exclusive l'une de l'autre, et qu'elles méritent « toutes d'être prises en sérieuse considération[1]. » Pour nous, comme pour M. Eude, la fièvre intermittente de la caserne a une cause toute locale, due au terrain sur lequel sont situés les baraquements, et dans lequel, grâce à l'écoulement incomplet des eaux, se sont développés des marais de petite étendue, presque imperceptibles. Nous avons du reste visité le casernement à diverses reprises, et nous avons constaté, sur de nombreux points de la cour et du champ de manœuvres, bon nombre de flaques d'eau à peu près complètement desséchées, dessinées seulement par l'humidité et la coloration du gravier. Nous ne voyons pas quelle autre hypothèse permettrait de comprendre l'immunité des rues avoisinant les baraquements, où les conditions de la meilleure hygiène sont scrupuleusement observées, et où les maladies infecto-contagieuses sont si peu répandues. D'ailleurs, l'autorité militaire a apprécié les conclusions de notre collègue; on vient d'entreprendre sur ses données des travaux d'assainissement consistant en drainages et en la suppression du terrain vague; et tout nous porte à croire que sous peu d'années la fièvre intermittente n'existera pas plus au casernement que dans la ville et les rues extérieures de Saint-Dié[2].

Notre travail sera donc un travail essentiellement clinique basé sur des observations prises au jour le jour ou, pour mieux dire, heure par heure; pour le rédiger, nous avons dû souvent recourir à l'obligeance de M. Eude; quand les malades arrivaient à l'hôpital, ils n'étaient pas assez intelligents ou étaient trop accablés pour répondre tous d'une façon claire aux questions que nous leur faisions et les prodromes ou l'invasion de la maladie

1. *Loc. cit.*, p. 299.

2. Elle a fait une nouvelle apparition en 1883, mais les cas sont bien moins nombreux.

nous auraient bien souvent échappé sans les notes qui nous ont été fournies par notre collègue. Nous lui adressons ici publiquement des remerciements pour ces bons procédés confraternels.

Des lecteurs attentifs trouveront dans notre étude un certain nombre de faits semblables à ceux qu'a déjà signalés M. Eude; cela tient à ce que nous décrivons la même maladie observée seulement une année plus tard. Nous avons cependant remarqué des différences que nous aurons soin de faire ressortir. Nous avons d'ailleurs fait tout notre possible pour donner quelque originalité à notre description et pour cela nous avons mis en usage tous les moyens scientifiques que nous avons à notre disposition; parmi ces moyens, nous signalerons surtout des observations thermométriques très précises et très suivies, faites à diverses heures du jour et de la nuit. Ce sont elles qui nous ont permis de faire des remarques spéciales sur la nature, le type et la durée du mouvement fébrile; ce sont elles, croyons-nous, qui donneront surtout quelque intérêt à notre relation. Puis nous nous sommes attaché à l'étude du pouls pendant la maladie et à la convalescence; nous avons fait des analyses exactes des urines qui nous ont toujours présenté un caractère particulier; enfin, nous avons examiné au microscope le sang de quelques-uns de nos malades.

C'est l'ensemble de ces recherches spéciales que nous nous proposons surtout de publier; nous ne pouvons le faire d'une façon intelligible qu'en décrivant d'abord la marche de l'épidémie et sa symptomatologie générale. Nous aborderons ensuite et nous donnerons d'une façon détaillée l'étude du mouvement fébrile; nous exposerons les différents types de fièvre observés en fournissant à l'appui quelques observations et quelques courbes thermiques que nous rejetterons à la fin du travail. Nous dirons quelques mots du pouls pendant et après la période fébrile. Nous étudierons les suites de ces fièvres paludéennes, les complications, les récidives et le traitement employé; nous nous arrêterons à l'étude du sang et des urines; nous discuterons enfin la nature de la maladie et nous donnerons, en quelques mots, les conclusions de notre travail.

MARCHE DE L'ÉPIDÉMIE.

L'épidémie de 1881 s'était tout à fait éteinte à la suite du déplacement du bataillon qui était parti pour les manœuvres; pendant l'absence des chasseurs et après leur retour, on n'observe plus un nouveau cas de fièvre intermittente; c'est à peine s'il y a quelques cas de récidive avant la fin de l'année. En 1882, la fièvre à malaria s'est présentée à nous de la manière indiquée dans le tableau suivant; nous avons noté mois par mois le nombre de cas nouveaux et le nombre des récidives, soit que ces récidives se rapportassent à des chasseurs atteints la première fois en 1881, soit que les malades aient eu la première atteinte de fièvre en mars ou avril 1882.

	Récidives.	Cas nouveaux.	Total mensuel.
	—	—	—
Janvier.	4	»	4
Février.	4	1	5
Mars.	3	2	5
Avril.	6	12	18
Mai	4	19	23
Juin.	8	19	27
	29	53	82

Le 1er juillet 1882, le bataillon se remet en marche pour des manœuvres d'un mois dans les localités avoisinant Saint-Dié; malgré une température froide et des pluies abondantes, on n'observe plus un seul cas de fièvre intermittente nouvelle avant la fin du mois; 6 chasseurs seulement qui ont déjà eu une première ou une deuxième atteinte de fièvre au baraquement de Saint-Dié, la reprennent pendant les manœuvres et sont renvoyés à l'hôpital.

Le maximum des cas observés a eu lieu en juin; l'année 1881, au contraire, le maximum a eu lieu en mai, où l'on a constaté 61 fièvres intermittentes. Le chiffre total des malades du 1er semestre 1882 est de 82, dont 29 récidivistes; ces récidives appartiennent pour la plupart à des malades atteints déjà en 1881; ce sont d'abord toutes celles qui ont été observées avant le mois de mai. A partir du mois de mai déjà, il y a des récidives observées sur des malades de l'année 1882; elles sont encore plus nombreuses en juin. En 1881, les fièvres n'apparaissent guère qu'au mois de mars, grâce à la température assez basse des premiers mois de l'année; en 1882, nous avons déjà en janvier et en février 8 récidives et un cas nouveau; cela tient, croyons-nous, à la température presque vernale de ces deux mois de l'année.

SYMPTOMATOLOGIE GÉNÉRALE.

Prodromes.— Les prodromes de l'affection sont excessivement variables; rarement ils sont nuls et la maladie éclate d'une façon brutale par des convulsions épileptiformes qui le lendemain ont disparu et font place à des accès de fièvre (Obs. VI); d'autres fois, la scène est moins violente et le malade, qui était bien portant la veille, est pris le lendemain de malaise, de faiblesse et de céphalalgie en même temps que de frisson avec tremblement suivi de chaleur et de sueurs. Le premier accès passé, il s'en produit dès le premier jour un autre vers le soir. D'autres fois encore et le plus souvent, les malades se présentent à la visite deux ou trois jours de suite, accusant de la faiblesse dans les jambes, un refroidissement périphérique sans chaleur et sans sueurs; ils se plaignent en outre d'abattement, de céphalalgie, d'inappétence et de soif. Ces derniers symptômes sont ordinairement les seuls symptômes gastriques que l'on observe avant le début de la maladie ; ils persistent presque seuls aussi longtemps qu'elle ; il n'y a ni diarrhée, ni vomissements ; la langue à cette période est nette et restera presque nette pendant tout le cours de la fièvre. Cependant, dans quelques cas rares il y a eu au début des symptômes d'embarras gastrique qui ont précédé et accompagné la fièvre.

L'un des symptômes prodromiques les plus importants est, au dire de notre collègue M. Eude, l'accélération du pouls qui diminue dès que la maladie s'établit. Alors qu'il n'y a encore ni frisson, ni chaleur, ni sueurs, et que le thermomètre n'indique encore aucune élévation de température, le pouls est fréquent, et ce signe seul permet souvent à notre collègue de prévoir l'invasion de la fièvre que le thermomètre accuse les jours suivants.

Souvent aussi les prodromes étaient masqués par une affection concomitante ou bien par une maladie qui précédait la fièvre; ainsi, à la période des rhumes les malades arrivaient à l'hôpital avec des symptômes de bronchite assez accentués et les accès fébriles se manifestaient seulement quelques jours plus tard. Nous comptons une vingtaine de cas semblables.

En somme, rien de plus vague que les prodromes ; ce qui prédomine, c'est la faiblesse, qui est quelquefois poussée tellement loin que le malade est pris de syncope en se levant; puis viennent l'inappétence, la céphalalgie, le frissonnement vague, et surtout la fréquence du pouls.

Accès de fièvre. — C'est ordinairement après quelques jours de malaise semblable que survient la fièvre; souvent encore pendant un ou deux jours il n'y a pas d'accès caractérisés; le malade éprouve pendant toute la journée et toute la nuit une sensation de froid vague et général accompagné de sueurs plus ou moins abondantes; la fièvre est subcontinue, presque continue; puis seulement se produisent les accès de fièvre.

Ceux-ci sont généralement, presque toujours, surtout au début, caractérisés par un *stade de frisson* net, mais ordinairement peu intense et de peu de durée; à ce moment, le thermomètre mis dans l'aisselle accuse un commencement d'élévation de température (5 à 6 dixièmes environ) et les extrémités donnent aux mains du médecin une sensation de froid; le pouls est un peu accéléré (65 à 80 par minute), mais pas fort. Dans quelques cas, le frisson a été remplacé par une sensation vague de froid dans le dos, dans les jambes; une ou deux fois, le frisson et la sensation de froid ont été tout à fait absents. Mais le plus souvent, ainsi que nous l'avons dit, il y a un stade de frisson qui dure 10 minutes, une demi-heure, ou trois quarts d'heure au plus; puis arrive le *stade de chaleur.*

Celle-ci est presque toujours fugace et en tout cas peu accentuée pour le malade; elle est caractérisée par une nouvelle augmentation de quelques dixièmes de degré de température, qui se maintiendra pendant le *stade de sueurs.*

Les sueurs n'ont jamais manqué, surtout pendant les premiers accès; vers la fin de la fièvre, elles étaient remplacées par de la moiteur; mais au début elles ont toujours été assez considérables pour nécessiter un ou deux changements de linge à chaque accès. Cependant nous avons vu rarement des sueurs abondantes se produire pendant de nombreux accès. Souvent dès le lendemain de l'arrivée des malades à l'hôpital, les sueurs étaient déjà beaucoup diminuées. Un seul de nos fiévreux (Obs. XVI) a été remarquable par la persistance et l'abondance des sueurs, qui, malgré un traitement énergique, n'ont pas disparu ni même diminué avant le quinzième jour. Aussi l'organisation de ce malade a-t-elle subi une profonde atteinte; après deux mois de convalescence, il est revenu au corps dans un état de cachexie avancé, avec les extrémités œdématiées et une affection cardiaque. Cependant nous avons constaté qu'en général les sueurs ont été moins abondantes et moins persistantes qu'en 1881 ; ce fait ne nous surprend pas outre mesure; les conditions météoriques, qui ont été peu favorables au développement du miasme tellurique en 1882, ont aussi été contraires à sa nocivité, et en général les accès de fièvre de cette année ont été moins graves et de moindre durée que ceux de l'année dernière.

Symptômes accompagnant les accès de fièvre. — Pendant la période des accès de fièvre, nous avons constaté, outre le froid, la chaleur et les sueurs, un certain nombre de *phénomènes nerveux.* Nos malades accusaient tous une *céphalalgie* plus ou moins intense, qui persistait dans l'intervalle des accès ; cette céphalalgie a été quelquefois assez violente pour nécessiter l'application continuelle d'eau vinaigrée ou d'eau sédative sur la tête; presque toujours elle a été accompagnée d'une *insomnie* très pénible qui a exigé un usage très fréquent d'opium. Ces deux symptômes nerveux disparaissent en même temps que la fièvre. Nous avons deux ou trois fois seulement constaté du *subdélire;* mais chez tous les malades nous avons noté un *abattement* plus ou moins profond qui ne ressemblait en rien au coma, excepté chez le malade de l'Obs. VI, qui eut à la période prodromique des convulsions et du coma. Ils répondaient aux questions qu'on leur faisait, mais restaient tout à fait indifférents à ce qui se passait autour d'eux. Beaucoup d'entre eux accusaient des *douleurs lombaires,* des *douleurs dans les jambes,* des *points de côté* siégeant plus souvent à gauche, mais ne coïncidant pas avec une augmentation appréciable de la rate. Ces points de côté ont été quelquefois remplacés par des *points gastralgiques;* les uns et les autres ont souvent persisté pendant plusieurs jours ; mais ils ont été moins fréquents, moins violents et moins durables que chez les malades de 1881. Un de nos malades a présenté, aussi longtemps qu'a duré sa fièvre, des *vomissements,* de la *raideur dans la nuque* accompagnée de *grimacements de la face,* et une *sorte d'opisthotonos* (Obs. I); à deux reprises différentes, il y a eu chute de la fièvre et disparition de ces symptômes, qui revenaient avec la recrudescence fébrile. Nous rangeons les vomissements parmi les phénomènes nerveux, parce qu'ils ne nous ont pas du tout paru dépendre d'un état gastrique, mais d'une disposition spéciale de la moelle épinière due à l'action de la malaria; ce qui nous confirme dans notre opinion, c'est l'arrivée et la disparition des vomissements coïncidant avec l'arrivée et la disparition des autres symptômes spinaux.

Nous rangeons encore parmi les symptômes nerveux une *dyspnée* quelquefois bien fatigante pour le malade ; cette dyspnée est indépendante des lésions bronchiques ; elle arrive avec les accès fébriles ou les suit immédiatement ; en même temps que la dyspnée, il y a quelquefois constriction à la gorge ; ces symptômes sont assez pénibles pour demander un emploi assez fréquent de l'éther et quelquefois l'application de sinapismes. Dans deux cas (voir Obs. XV), ces symptômes ont masqué les accès ; les malades n'avaient ni frisson, ni sueurs, à peine un peu de moiteur ; mais deux fois par jour ils souffraient d'une oppression intolérable, accompagnée, chez l'un, d'aphonie et d'une toux rauque analogue à celle de la diphthérie. L'aphonie et la raucité de la voix persistèrent pendant plusieurs jours, tandis que la dyspnée ne se montrait que pendant les accès fébriles ; ceux-ci n'étaient marqués que par une très légère élévation de température qui disparaissait quand la respiration reprenait son rythme régulier.

Deux fois nous avons noté des *éblouissements* et des *vertiges* qui arrivaient à la fin de l'accès fébrile et duraient une demi-heure environ.

Les *symptômes gastro-intestinaux* ont été peu accentués ; le plus souvent il n'y avait qu'une soif ardente et de l'inappétence, très rarement des vomissements, plus rarement encore de la diarrhée ; il y a eu souvent de la tendance à la constipation et assez souvent des douleurs gastralgiques et des coliques sèches. Dans nos 82 observations, nous avons à peine constaté une dizaine de fois des symptômes réels d'embarras gastrique, tels que langue un peu chargée et quelques vomissements ou un peu de diarrhée ; généralement, la langue était nette ou très peu chargée, jamais elle n'a été sèche, jamais enduite de saburres épaisses. Du reste, le ventre était souple, et même quand il y avait des coliques, il était indolent à la pression, sans aucune tache rosée lenticulaire. Si nous insistons un peu sur l'absence ou la bénignité des symptômes gastro-intestinaux, c'est qu'elle nous servira plus tard à établir la nature de la maladie. En 1881, un médecin très distingué de l'armée, M. Daga, médecin-inspecteur, qui vient de publier dans le *Recueil des mémoires de médecine, de chirurgie et de pharmacie militaires,* un mémoire très important sur une *épidémie de fièvre typhoïde qui a régné à Nancy en* 1878-1879, mémoire auquel l'Académie de médecine a décerné la médaille d'or en 1881 ; M. Daga, disons-nous, fut délégué par l'autorité militaire pour inspecter le casernement de Saint-Dié et les malades atteints de fièvre. Le rapport que M. Eude avait fait d'une manière très précise, mais succincte sur nos fièvres ne rappelait pas à M. Daga les fièvres paludéennes qu'il avait observées, surtout en Algérie ; il avait de la peine à croire à la nature tellurique de l'affection décrite par M. Eude; il vint à Saint-Dié avec l'idée préconçue que nos chasseurs devaient avoir un diminutif de la fièvre muqueuse, des fébricules typhoïdes à un degré très léger.

Nous eûmes l'honneur d'assister alors à la visite que M. Daga fit à la caserne et dans notre hôpital; il passa en revue tous les hommes du bataillon, ceux qui étaient valides et ceux qui étaient malades. Après avoir constaté chez nos fiévreux l'état de la langue, le peu de symptômes gastro-intestinaux, et surtout la souplesse, l'indolence du ventre et l'absence de taches rosées lenticulaires, ce praticien distingué convint que nous ne l'avions pas trompé, ni M. Eude, ni moi, en affirmant catégoriquement la nature tellurique des maladies que nous lui présentions à observer.

Nous n'avons jamais constaté d'*augmentation de la rate,* même alors qu'une douleur de la région splénique semblait l'indiquer; en 1881, au contraire, M. Eude a noté et nous avons vu avec lui, dans quelques cas, une légère augmentation de ce viscère.

Les *épistaxis* ont été assez rares ; nous en avons observé chez huit de nos malades ; elles n'ont jamais été considérables; une seule fois nous avons cru devoir prescrire du perchlorure de fer à l'intérieur ; les autres fois, quand les épistaxis se répétaient, nous donnions un peu de limonade sulfurique et jamais ce symptôme ne devint inquiétant.

Les *herpès* ont été plus rares encore ; nous en avons constaté seulement quatre fois; ils siégeaient sur les lèvres et une fois sur les lèvres et sur la voûte palatine.

Les autres symptômes que nous avons observés dépendaient de maladies concomitantes ou intermittentes, telles que la bronchite, l'angine diphthéritique ou les oreillons ; nous n'avons pas à nous y arrêter.

ÉTUDE DU MOUVEMENT FÉBRILE.

Nous abordons la partie importante de notre travail, celle qui nous a coûté le plus de peines, et qui, hâtons-nous de le dire, nous a procuré aussi le plus de satisfaction. Jamais nous n'aurions pu nous faire une idée nette du mouvement fébrile, si nous n'avions eu à notre disposition le thermomètre qui était d'un emploi si usuel à la clinique de Strasbourg.

En notre qualité d'élève de Schutzenberger et de Hirtz, nous ne pouvions étudier une fièvre sans chercher à connaître le nombre et la température des accès fébriles; et nous l'avons fait avec le plus grand soin et la plus grande exactitude. Nous ne pouvions naturellement pas disposer de toutes nos journées, encore moins de nos nuits pour prendre des températures à des heures nombreuses et variées; nous nous sommes borné à contrôler les résultats qui nous ont été fournis, et toujours nous nous sommes trouvé d'accord avec le militaire intelligent qui s'est dévoué à notre service. A peine fut-il guéri lui-même d'une légère atteinte de fièvre intermittente qu'il se livra avec le plus grand zèle aux recherches que nous voulions faire, et à toutes les heures du jour et de la nuit il se trouvait prêt à prendre des températures et à les enregistrer. Nous n'aurions pas eu le même bonheur si notre hôpital était un hôpital purement civil; nos infirmiers, trop peu nombreux, sont des gens salariés et souvent surmenés par les fatigues de tous les jours; nous aurions bien moins encore pu demander un surcroît de travail semblable à la religieuse de notre service qui se multiplie et se dépense du matin au soir pour ses nombreux malades et succombe presque à sa tâche.

Nous ne pouvons donc que nous féliciter d'avoir trouvé dans un de nos fiévreux guéris un homme intelligent et zélé qui a voulu prendre et inscrire les températures de quarante de nos malades environ. Voici comment nous le faisions agir : quand un homme entrait à l'hôpital, à moins de gravité spéciale et cela a eu lieu bien rarement, il était mis en observation pendant les premières 24 heures, et cependant on prenait sa température d'heure en heure ou de deux en deux heures, ou tout au moins toutes les trois heures. On plaçait surtout le thermomètre aux moments où le malade accusait lui-même de la fièvre par une sensation de froid ou de chaleur ou par la présence de sueurs, et de la sorte nous pouvions dès le lendemain, grâce aux températures inscrites, nous faire une idée bien exacte du mouvement fébrile. Presque toujours ce mouvement fébrile était bien caractérisé et coïncidait avec les sensations du malade et avec les observations recueillies par M. Eude à l'infirmerie des baraquements; d'autres fois, au contraire, nous trouvions seulement à l'hôpital les heures d'acmé qu'on n'avait pas trouvées à l'infirmerie. Cela tient à ce que souvent on ne prenait, à l'infirmerie, les températures qu'à 8 ou 9 heures du matin ou à 4 ou 5 heures du soir.

Si nous n'avions pas agi ainsi, nous n'aurions pas pu nous rendre compte de la marche du type et de l'intensité des maladies que nous avions sous les yeux, car bien souvent les minima de température se présentaient aux heures réglementaires de visite. Disons cependant que M. Eude ne se bornait pas toujours à ces visites ordonnées et que souvent dans l'intérêt de ses hommes et de la science, il allait à l'infirmerie dans le courant de la journée. Malgré cela, nous nous serions trouvé bien fréquemment en présence de maladies que nous n'aurions pas comprises ou que nous aurions mal comprises; nous aurions vu des organismes se détériorer sans fièvre bien apparente ou, si nous avions trouvé un mouvement fébrile, nous n'aurions pas eu son véritable type. Au lieu de constater l'existence de fièvres franchement intermittentes, à accès nettement séparés, nous aurions pu souvent voir chez nos malades des fièvres continues tout à fait légères qui ne nous auraient pas expliqué l'anémie et la faiblesse consécutives. Nous avons donc, surtout au jour d'entrée de nos fiévreux, fait prendre les températures au moins huit fois, quelquefois douze fois par 24 heures; une fois le type bien établi, nous ne faisions plus faire ces recherches qu'aux heures des ascensions et dans les périodes qui séparaient deux accès; de la sorte, la besogne était un peu simplifiée.

Nous sommes arrivé ainsi à constater plusieurs types bien nets de fièvre paludéenne.

Types de la fièvre. — Ces types ont été variables; nous avons eu de la fièvre rémittente, de la fièvre quotidienne simple, de la fièvre biquotidienne, de la fièvre quotidienne triplée et deux cas de fièvre quotidienne quadruple. Nous allons les mettre successivement sous les yeux de nos lecteurs en les disséquant pour ainsi dire au point de vue des températures, et à la fin du travail on trouvera, comme pièces justificatives, les observations et quelques courbes thermiques.

1° *Type de fièvre rémittente ou subcontinue.* — Nous n'avons eu qu'un seul cas de fièvre rémittente ou plutôt subcontinue (Obs. I); nous croyons devoir nous y arrêter parce qu'il est unique. Cette rareté de fièvres rémittentes nous a frappé, car c'est le type rémittent qu'affecte le plus ordinairement la fièvre à malaria quand elle atteint un pays indemne; c'est au moins ce que nous dit Colin[1] pour les fièvres des pays chauds; les types périodiques ne surviennent que plus tard, alors qu'il y a déjà des récidives.

Le malade qui présente des symptômes spinaux remarquables entre à l'hôpital le deuxième jour de sa maladie (voir Obs. et courbe n° I); à l'infirmerie, on a constaté une température de 40°2; dès le lendemain de son arrivée, la température prise quatre ou cinq fois par jour, de 7 heures du matin à 6 heures du soir, ne dépasse plus 38°4, et jamais le thermomètre ne va au-dessous de 38°1. A partir du quatrième jour, la fièvre, tout en restant continue, présente tous les jours à midi un maximum qui ne dépasse pas 38°9. Le dixième jour, la fièvre baisse tout en restant à une température supérieure à 38° à midi; mais celle-ci descend à 37°5 vers 6 heures du soir; le douzième et le seizième jour, il y a des ascensions plus franches à midi : le thermomètre va à 39° et 39°6; dans l'intervalle, le maximum ne dépasse pas 38°4 et le minimum va à 37°5, toujours le soir vers 6 heures. On verra, en lisant l'observation, qu'avec ces ascensions plus marquées du douzième et du seizième jour a coïncidé une recrudescence des symptômes spinaux. A partir du dix-neuvième jour, la fièvre devient franchement intermittente, à type quotidien avec des ascensions qui montent jusqu'à 39°5 vers 4 heures du soir; le maximum est reculé et il y a rémission complète le matin : 37°4, 37°6. Il y a défervescence le vingt et unième jour, puis le vingt-troisième jour un accès de fièvre tierce. A partir du vingt-quatrième jour, la température ne dépasse plus 37°6.

Nous avons, dans cette observation, un cas unique de fièvre rémittente ou plutôt continue, devenant franchement intermittente et se terminant par un accès de fièvre tierce.

2° *Types de fièvre quotidienne simple.* — Nous avons eu deux cas de fièvre quotidienne simple; nous nous arrêterons à l'un

1. Colin, *Traité des fièvres intermittentes.*

d'eux (voir Obs. et courbe n° II). Le malade entre à l'hôpital pour bronchite simple sans fièvre ; le sixième jour après son entrée, il a un accès fébrile ; nous faisons prendre la température six fois par jour et nous constatons qu'il y a défervescence matinale à 5 heures du matin avec une ascension qui commence vers midi et se continue jusqu'à 4 heures du soir ; à partir de ce moment, défervescence graduelle jusqu'à 8 heures du soir. Les accès se reproduisent avec une régularité parfaite pendant sept jours ; toutefois, le maximum baisse tous les jours ; le premier jour il atteint 40° et descend successivement à 39°5, 39°4, 39°2, 39°, 38°7, 38°4, pour tomber, le huitième jour, à 37°5 ; puis la fièvre a disparu. C'est là, si nous ne nous trompons, un type bien franc de fièvre intermittente quotidienne ; les accès sont très nets et ont une durée considérable, bien plus grande que les accès des fièvres biquotidiennes ou triplées. Nous avons eu un seul autre cas semblable, mais qui n'a persisté que trois jours ; c'était chez un malade atteint de fracture simple du péroné, qui avait eu la fièvre en 1881 ; il eut une petite récidive en 1882, pendant que nous le traitions pour sa fracture.

3° *Types de fièvre biquotidienne.* — Les fièvres biquotidiennes, c'est-à-dire présentant tous les jours deux accès fébriles séparés par une période apyrétique, se sont offertes à nous en très grand nombre ; plus des trois quarts de nos malades ont eu ainsi par jour deux accès de fièvre ; chaque accès avait son stade de frisson, son stade de chaleur et son stade de sueurs ; ce dernier seul se prolongeait quelquefois pendant une ou deux heures ; la période de chaleur était toujours courte et durait à peine une heure. Nous en donnerons un certain nombre d'exemples avec les observations qu'on trouvera plus loin et deux courbes thermiques.

1er Exemple.

Man..... (Obs. III) entre à l'hôpital le 16 juin ; la veille, il a eu à l'infirmerie de la caserne 38°4 à 6 heures du matin et 39° à 3 heures du soir ; le 16 et le 17, on prend sa température à huit heures différentes de la journée, depuis 1 heure du matin jusqu'à 10 heures du soir ; on constate ainsi qu'il y a deux accès bien nets, l'un à 3 heures du matin qui atteint 39°4, l'autre de 39°1 à 2 heures du soir ; il y a, en outre, une légère élévation de température de 38°1 à 8 heures du soir. Le septième jour de la fièvre, l'accès de 3 heures du matin est de 39°, et celui du soir de 38°4 ; le huitième jour, celui de 3 heures du matin n'atteint plus que 38°2, celui de 2 heures du soir, 37°8 ; le dixième jour, défervescence définitive à 3 heures du matin ; il n'y a plus que 37°6. Pendant tout ce temps, dans l'intervalle des températures maxima, jamais le thermomètre ne descend au-dessous de 37°5.

2e Exemple.

Mous....., entré à l'hôpital le 29 mai ; le 27 mai à midi, il avait eu des frissons et une température de 38° ; à son arrivée à l'hôpital, le 29 et le 30 nous faisons prendre la température 8 fois par jour et nous constatons l'existence de deux accès fébriles par jour ; ils ont lieu à 7 heures du matin et à 7 heures du soir ; ils sont plus faibles que ceux du précédent ; la température ne dépasse pas 38°2 et tombe dans les intervalles à 37°3. Les accès persistent jusqu'au neuvième jour. Le neuvième jour, la température de 7 heures du matin va encore à 38°, celle de 7 heures du soir seulement à 37°7 ; le dixième jour, celle du matin est encore de 37°8 et le onzième jour, de 37°6 seulement.

A partir de ce jour, il n'y a plus d'accès (Obs. IV et courbe IV).

3e Exemple.

Kop....., entré à l'hôpital le 28 mai ; le 26 à midi, on avait pris la température à l'infirmerie ; elle était de 38° ; elle était de 38° le 27 au matin, à 7 heures ; à partir du 28, on prend la température dix fois pendant les 24 heures, et on trouve qu'il y a deux accès fébriles arrivant l'un à midi, l'autre à minuit ; à ces heures, le thermomètre arrive à 38°1 ou à 38°2 et dans les intervalles il oscille entre 37°4 et 37°7. Le sixième jour, la température de l'accès de midi n'est plus que de 38° ; nous négligeons celle de minuit ; le septième jour, la température de midi n'est plus que de 37°8, et la défervescence est définitive le neuvième jour (voir Obs. V).

4e Exemple.

Per..... (Obs. VI), entré à l'hôpital le 12 mai, après avoir présenté à l'infirmerie des convulsions avec perte de connaissance et coma consécutif ; la température est prise cinq fois par jour, de 7 heures du matin à 6 heures du soir ; on constate ainsi deux accès fébriles arrivant l'un à midi, l'autre à 4 heures du soir ; le plus élevé est celui de 4 heures du soir et va à 38°4 ; celui de midi ne va qu'à 38°2 ; descente graduelle de la température de l'accès à partir du sixième jour ; chute définitive le dixième jour (voir Obs. VI et courbe III).

5e Exemple.

Rol..... (Obs. VII), entré le 4 juin ; à l'infirmerie, on a trouvé les températures suivantes : le 1er juin à 6 heures du soir, 38° ; le 2 au matin, 37°7 ; le 2 à 6 heures du soir, 38°1 ; le 3 au matin, 37°3 ; à

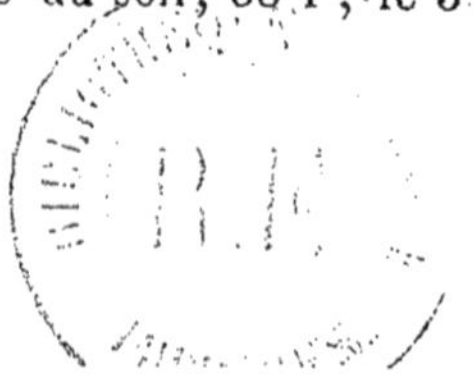

partir du 4, nous faisons prendre la température huit fois par jour, et nous découvrons ainsi l'existence de deux accès fébriles égaux en intensité, atteignant seulement 38°1, se présentant à 6 heures du matin et à 6 heures du soir. Le onzième jour, commencement de défervescence; l'accès de 6 heures du matin n'est plus caractérisé que par 37°9, celui de 6 heures du soir par 37°6 ; le douzième jour, défervescence complète.

6e Exemple.

Leit..... (Obs. VIII), entré le 16 juin; les températures ont été prises à l'infirmerie depuis le 11, et elles ont été bien peu élevées ; le 11 à 4 heures du soir, on a trouvé 37°7; le 12 à 7 heures du matin, 37°8 ; à une heure du soir, 37°4; le 13 à 8 heures du matin, 37°6; le 14 à 7 heures du matin, 37°4; le 15 à 11 heures du matin, 37°8. A partir du jour de l'entrée à l'hôpital, on mesure la température huit fois par jour et l'on constate deux accès fébriles, l'un à 11 heures du matin, l'autre à minuit; ce dernier est le plus élevé et atteint 38°5, tandis que celui du matin ne va qu'à 38° ; dans les périodes intermédiaires, le minimum est de 37°3 ; commencement de défervescence à partir du dixième jour ; l'accès de minuit ne va plus qu'à 38° et celui de 11 heures du matin à 37°7. Chute définitive de la fièvre le douzième jour.

7e Exemple.

Di...., entré le 2 juin ; la température, prise quatre fois par jour, fait voir qu'il y a deux maxima, l'un à 7 heures du matin, l'autre à 4 heures du soir; ils sont très faibles : la température ne depasse pas 37°9. Dans l'intervalle, elle va à 37°4 ou à 37°5. Les maxima persistent jusqu'au neuvième jour ; alors la température tombe définivement à 37°4 (Obs. IX).

4° Types de fièvre quotidienne triplée. — Dans les fièvres quotidiennes triplées, nous avons observé tous les jours trois accès de fièvre égaux ou inégaux en intensité, séparés par des périodes apyrétiques; elles ont été moins nombreuses que les fièvres biquotidiennes; nous en avons constaté une dizaine de cas seulement; nous en donnerons trois exemples qui feront bien ressortir le type de la fièvre.

1er Exemple.

Hey....., entré le 17 juin après avoir eu la fièvre à l'infirmerie pendant cinq jours ; on a trouvé à la caserne les températures suivantes : 38°2 le 15 à 6 heures du soir, 38° le 16 à 7 heures du matin et 38° le 17 à 11 heures du matin ; à partir du 18, la température prise huit fois par jour démontre l'existence de trois accès fébriles bien caractérisés : l'un à 4 heures du matin, l'autre à 11 heures du matin et le troisième à 9 heures du soir. Ces accès se reproduisent jusqu'au septième jour avec un maximum de 38°1 aux trois acmés; dans l'intervalle des accès, le thermomètre descend à 37°4. La défervescence commence le huitième jour, mais il y a toujours des maxima aux mêmes heures : 37°9, 37°5 et 37°6 et dans les périodes intermédiaires le thermomètre va à 37°. Il y a donc eu pendant deux jours, à l'hôpital, trois accès de même intensité et le troisième jour trois accès moins forts (Obs. X et courbe V).

Ici encore le tracé thermographique pris à l'infirmerie ne donne aucune idée de la marche de la fièvre.

2e Exemple.

V....., entré le 31 mai; la température est prise sept fois par jour. Nous trouvons ainsi qu'il y a trois accès, l'un à 6 heures, l'autre à 10 heures du matin et le dernier à 6 heures du soir ; ils ne dépassent pas 38°1 et se maintiennent au même niveau jusqu'au neuvième jour avec des températures de 37°3 ou 37°4 dans les intervalles. Le neuvième jour, il y a encore trois accès peu accentués aux mêmes heures avec 37°7 et 37°6. Le douzième jour, il y a chute définitive et persistante de la température à 37° (Obs. XI).

3e Exemple.

Lal....., entré le 7 juin ; avant son entrée, il y a un maximum de 38°2, constaté au troisième jour de la maladie ; à partir de l'entrée à l'hôpital, il y a trois accès légers, l'un à 7 heures du matin, l'autre à 6 heures du soir et le troisième à 9 heures du soir. Le maximum de température à la période de l'acmé est de 37°9 ; dans l'intervalle, la température ne va pas au-dessous de 37°5. Chez ce malade, les recherches thermométriques ont été faites sept fois par jour. Le huitième jour, il y a commencement de défervescence et la fièvre tombe définitivement le neuvième jour (Obs. XII).

5° *Types de fièvres quotidiennes quadruplées.* — Les malades de cette catégorie sont rares ; nous n'en avons vu que deux ; ils présentaient, dans les 24 heures, quatre accès de fièvre bien nets séparés par des intervalles apyrétiques.

1er Exemple.

Bouil....., entré le 14 juin, au cinquième jour de sa fièvre; à l'infirmerie, on a trouvé un maximum de 38° ; à l'entrée du malade à l'hôpital, nous faisons prendre la température onze fois par jour et nous découvrons ainsi qu'il existe quatre maxima, l'un à 2 heures du matin, l'autre à 5 heures du matin, le troisième à 5 heures du soir et le dernier à 10 heures du soir. Le dernier est le plus élevé et va à 38°5; les autres atteignent ou dépassent à peine 38° et dans les intervalles le thermomètre ne va pas au-dessous de 37°6; le huitième jour, la défervescence commence pour les quatre accès, mais surtout pour celui de 5 heures du soir; le neuvième jour, il n'y a plus que deux petits accès de 37°8 à 5 heures du matin et à 10 heures du soir; le dixième jour, la fièvre tombe définitivement (voir Obs. XIII).

2e Exemple.

Hur...., entré le 18 juin, au cinquième jour de sa fièvre; le 16 juin, il a eu à l'infirmerie une température de 38°2 à 10 heures du matin, de 38°2 à 2 heures du soir; le 17 juin à 8 heures du matin, le thermomètre marque 38°5; le malade présente la même température le lendemain 18 à 10 heures du matin, et à partir de ce moment on observe quatre maxima de 38° ou de 38°1 se montrant à 5 heures du matin et à 10 heures du matin, et à 5 heures et à 10 heures du soir; dans les intervalles, le thermomètre descend à 37°4. Le huitième jour, les maxima sont de 37°8 et de 37°9; la chute définitive de la fièvre arrive le dixième jour; le thermomètre ne dépasse plus 37° (Obs. XIV et courbe VI).

Étude du pouls à la période d'invasion, dans le cours de la fièvre et à la convalescence. — Nos recherches sur le pouls ont été moins suivies que celles sur la température; nous savons qu'elles ont moins d'importance et que la fréquence du pouls n'est pas toujours en rapport avec le degré de la fièvre. Malgré cela, nous avons cru devoir noter le pouls et nous l'avons fait avec le plus grand soin chez une vingtaine de nos malades.

Nous avons dit plus haut qu'à la période prodromique ou à la période d'invasion le pouls était fréquent; une fois la fièvre établie, la fréquence du pouls diminue et les accélérations du pouls coïncident généralement avec les ascensions thermiques; mais jamais il n'y a d'accélération bien accentuée; le pouls va à 70, 75, ou tout au plus 85, pendant que le thermomètre va à 38°, 38°5 ou 39°. Plus souvent encore, le pouls ne dépasse pas 70 ou 65 et assez souvent il descend à 60 avec des températures encore fébriles; quelquefois même, avec une température de 38°, il n'atteint pas 60. Nous n'insistons pas sur la discordance entre l'élévation de la température et la fréquence du pouls; elle a été signalée depuis longtemps et parmi les auteurs qui, au début, se sont le plus occupés de cette question, nous rappelons surtout notre vénéré et regretté maître, Hirtz, qui a fait et inspiré tant de beaux travaux sur la fièvre. Mais nous avons fait une observation que nous n'avons trouvée relatée nulle part : quand nos malades arrivaient à la convalescence, généralement le pouls descendait au-dessous de la normale; nous l'avons vu ainsi à 54, 52, 48, 46 et 44, et cela pendant plusieurs jours de suite. Ce ralentissement du pouls n'a été, que nous sachions, signalé que dans les maladies qui ont pour cause la résorption de la bile, dans les ictères par rétention.

Pour résumer nos observations sur le pouls, nous dirons qu'il y a fréquence assez marquée à la période des prodromes; fréquence très peu accentuée pendant la période fébrile et ralentissement considérable vers la fin des accès fébriles et surtout à la convalescence.

Considérations générales sur le mouvement fébrile. — De tout ce qui précède il résulte que nous avons observé, chez les malades de la caserne de Saint-Dié, des fièvres à malaria à types bien variés : le type rémittent a été le plus rare; nous n'en avons eu qu'un seul cas; nous n'avons eu aucun cas de fièvre quarte et un seul cas de fièvre tierce et encore n'est-il survenu qu'à la terminaison de notre fièvre rémittente. En 1881, au contraire, il y a eu quelques cas bien nets de fièvre tierce.

La fièvre quotidienne simple a été très rare aussi; nous en avons eu deux cas seulement sur 82; la fièvre biquotidienne, au contraire, est très fréquente et se présente chez plus des trois quarts de nos malades; immédiatement après elle vient la fièvre quotidienne triplée que nous observons dans dix cas; enfin, nous avons deux cas seulement, mais deux cas bien évidents, de fièvre quotidienne quadruplée.

Nous ne croyons pas qu'on ait observé et décrit souvent des fièvres intermittentes à accès aussi fréquents; dans les pays chauds surtout, la fièvre tierce et la fièvre quarte sont très abondantes. Tous les auteurs ont signalé la fréquence des fièvres tierces et des fièvres quartes dans les épidémies graves; les fièvres quartes ont toujours apparu dans les pays à fièvre pernicieuse, et Sydenham déjà avait remarqué leur plus grand nombre dans les fièvres automnales qu'il considère comme plus graves que les fièvres vernales. Dans les pays chauds aussi, quand les fièvres ne sont ni quotidennes, ni tierces, ni quartes, elles prennent, au contraire, un type franchement rémittent ou continu. Dans notre épidémie, rien de semblable : les types tierce et quarte font défaut, le type quotidien simple et le type rémittent sont excessivement rares ; par contre, nous constatons un très grand nombre de fièvres à accès biquotidiens bien nets, un plus petit nombre de fièvres à accès triples bien dessinés, et enfin deux cas de fièvre quotidienne à accès quadruples.

Nous ne savons comment expliquer cette particularité ; elle doit être due à une propriété spéciale de la malaria ou plutôt à une transformation qu'elle subirait dans nos régions, à cause de la température relativement basse. Quoi qu'il en soit, sans une application pour ainsi dire permanente du thermomètre, nous n'aurions pas pu nous faire une idée exacte du mouvement fébrile ; si même nous nous étions borné à prendre des températures deux fois par jour, comme cela se pratique ordinairement dans les hôpitaux, c'est-à-dire de 8 à 9 heures du matin et de 4 à 5 heures du soir, nous aurions eu des données absolument fausses sur le caractère de la fièvre, car les heures des accès étaient rarement celles des observations ordinaires ; ils arrivaient à minuit, à midi, à 6, 7, 8 heures du soir, enfin presque à toutes les heures de la journée ou de la nuit. Le plus souvent donc, sans l'intervention du thermomètre appliqué presque d'heure en heure, nous aurions constaté des fièvres continues très légères qui, enregistrées, auraient eu la forme de fièvres en plateau, avec des températures très peu élevées, arrivant à peine à 38°, car les maxima se sont rarement présentés aux heures de la visite et de la contre-visite ; dans certains cas même, on aurait nié l'existence de la fièvre. Ainsi, le malade de l'Obs. VIII entre à l'hôpital le sixième jour de sa fièvre, dans un état de cachexie assez accentuée, et à l'infirmerie on n'a pas trouvé de température supérieure à 37°8. Arrivé à l'hôpital, nous le mettons en observation suivie et nous découvrons deux acmés, l'une à 11 heures du matin, l'autre à minuit qui va jusqu'à 38°5.

Nous avons remarqué aussi que quelquefois, mais très rarement, la température prise à l'infirmerie était supérieure à celle que nous trouvions à l'hôpital ; cela tient à ce que dans ces cas la température était prise à l'infirmerie au moment des accès, et nous verrons plus loin qu'à l'hôpital l'intensité des accès de fièvre diminuait généralement tout de suite après l'entrée des malades.

Quant aux températures des accès, elles n'ont jamais été très élevées; nous n'avons pas observé de maxima de 41°, ni de 41°5, comme cela a lieu dans les pays chauds; dans le seul cas de fièvre rémittente que nous avons vu (Obs. I et courbe I), il y a eu pendant quinze jours une température moyenne de 39°, qui a persisté pendant tout ce temps sans rémission bien nette. Dans les fièvres quotidiennes, qui ont été très rares, la température est montée à 40° le premier jour et a baissé progressivement tous les jours à chaque accès, pour revenir à la normale dans un cas le huitième (Obs. II et courbe II) et dans l'autre, le quatrième jour.

Dans les fièvres quotidiennes doublées, les températures sont plus basses; 39°4 est le maximum observé, mais quelquefois (Obs. III) cette température se maintient pendant plusieurs jours en diminuant à peine d'un ou deux dixièmes de degré par jour. Plus souvent, les températures sont plus faibles; les maxima sont de 38°5, de 38°2, etc., dans les premiers accès et descendent progressivement tous les jours. Nous avons cité un exemple de fièvre quotidienne doublée où les maxima de l'hôpital ne dépassaient pas 37°9 (Obs. IX).

Dans les fièvres triplées, les maxima sont aussi relativement peu élevés; ils sont de 38°2, 38°1, ou seulement de 38° ou de 37°9; après quelques jours, ils tombent à 37°8 ou seulement à 37°6, et cependant les malades sont encore dans la période fébrile (Obs. XI).

Dans les deux cas de fièvre quadruplée que nous avons observés, le thermomètre monte chez un malade pour un seul des accès à 38°5 et pour les autres dépasse à peine 38°5; chez l'autre (Obs. XIV), à partir de l'entrée à l'hôpital, les maxima atteignent à peine 38°.

On dirait que plus les accès sont fréquents et plus les températures sont peu élevées. Nous voulons dès maintenant parer à une objection qui pourrait nous être faite; nous avons cité comme températures fébriles des températures peu élevées : 38°, 37°9. D'aucuns pourraient nier l'existence de la fièvre avec des maxima si peu considérables; plus tard, nous montrerons, en faisant voir la détérioration des organismes, en constatant l'état des urines, en analysant le nombre des récidives, que nous ne nous sommes pas trompé, mais nous faisons remarquer dès à présent que Baerensprung donne pour limites à la température à l'état de santé un minimum de 36°2 et un maximum de 37°5. Wieger, de Strasbourg, nous indiquait dans son cours de pathologie interne 37°5 comme température normale maxima. Du reste, nos températures ont une importance d'autant plus grande qu'elles ont été constatées le plus souvent en dehors des heures où il y a normalement des maxima ne dépassant cependant pas 37°5. « On sait, dit M. Eude[1], que chez l'homme bien portant la température présente deux maxima par jour, l'un vers 9 heures du matin, l'autre vers 5 heures du soir, celui-ci toujours plus élevé que le précédent. Après l'élévation qui a lieu à 9 heures, survient une petite chute, puis après l'élévation de 5 heures, une nouvelle chute de la température qui dure jusque vers le matin à 4 heures. » Or, la grande majorité de nos accès fébriles ont eu lieu en dehors des heures normales des maxima.

Disons encore, et cette observation nous paraît importante, que chez tous nos malades, même deux ou trois jours après la chute définitive de la fièvre, le thermomètre n'est jamais descendu au-dessous de 37°. Il n'a donc jamais atteint la limite minimum normale; pendant la période fébrile, les minima sont rarement arrivés à 37°; ils étaient toujours à 37°3 ou à 37°4.

Remarquons aussi le peu de durée des accès; quand même les sueurs persistaient pendant plusieurs heures, le thermomètre indiquait la brièveté de l'accès fébrile qui atteignait à peine deux heures. Enfin, appelons l'attention sur la régularité avec laquelle se sont présentés ces accès revenant tous les jours deux, trois ou quatre fois aux mêmes heures, et cela pendant plusieurs jours de suite, avec une diminution d'intensité presque imperceptible. Vers la fin, ils n'étaient plus caractérisés que par une élévation de température très faible, accompagnée d'un peu de moiteur.

Durée de la fièvre. — Dans deux cas, la fièvre a duré 24 et 26 jours (voir Obs. XVI), d'autres fois douze jours, mais à partir du mois de mai et de juin, elle ne dure généralement que six, huit ou neuf jours, en moyenne sept jours; dans ces deux mois aussi, la fièvre est moins vive qu'en avril. Nos observations sur ce point coïncident avec celles que M. Eude a publiées sur l'épidémie de 1881; lui aussi a constaté une diminution dans l'intensité et la durée de la fièvre à partir du mois de mai. Cela tient, croyons-nous, à ce

1. *Essai sur la fièvre hectique.* Thèse de Montpellier. 1871.

qu'à cette période la végétation absorbe déjà une grande quantité de miasmes telluriques. Quoique nous n'ayons pas pris, en 1881, d'observations thermométriques suivies, nous pouvons affirmer qu'en général les fièvres de 1882 ont été moins intenses qu'en 1881; nous avons sûrement constaté qu'elles ont eu une durée moins longue. Nous avons pu délivrer des congés de convalescence moins longs et ils ont été plus rarement prolongés qu'en 1881. Nous expliquons ce fait par la siccité des premiers mois de l'année 1882, ainsi que nous l'avons dit plus haut.

En examinant nos courbes et en lisant nos observations, on verra que jamais nous n'avons observé de chute brusque de la fièvre; les malades arrivaient ordinairement à l'hôpital après deux ou trois jours de fièvre. Dès leur entrée, quand on avait pu prendre à l'infirmerie la température des acmés, ce qui a eu lieu rarement, on constatait une petite diminution de l'hyperthermie, puis il y avait, pendant deux ou trois jours, un *statu quo* avec un abaissement quotidien et imperceptible; le troisième ou le quatrième jour de l'entrée, la diminution dans la température devenait plus manifeste; le cinquième ou le sixième jour seulement, on arrivait à l'apyrexie, mais aux heures des acmés il y avait encore des élévations minimes de température; le thermomètre marquait encore 37°5 ou 37°6.

Complications de la fièvre. — Les complications les plus fréquentes ont été les bronchites; nous en avons observé une vingtaine de cas; trois fois seulement nous avons eu des angines plus ou moins manifestement diphtéritiques, deux fois des oreillons, une fois une kératite. Nous n'osons pas appeler cette kératite du nom de kératite paludéenne, quoiqu'on ait décrit dans ces derniers temps une affection de ce genre dépendant de l'impaludisme[1].

Pour nous, toutes ces complications qui ont précédé ou accompagné la fièvre paludéenne, ont ouvert pour ainsi dire la porte au miasme palustre; ce qui nous confirme dans cette opinion qui est d'accord avec toutes les observations antérieures, c'est le cas de ce malade qui, ayant la fièvre intermittente en 1881, a une fracture du péroné en 1882 et profite en quelque sorte d'une lésion insignifiante pour prendre, au bout de dix jours de traite-

1. *Kératite paludéenne* (Holz, *Medicago Journal,* février 1882), fait cité par la *Gazette hebdomadaire* de juillet 1882.

ment, alors que l'état de la jambe est excellent, des accès de fièvre quotidiens revenant trois jours de suite.

Gravité et suites de la fièvre. — La gravité de nos fièvres n'est pas considérable quand on la compare à celle des fièvres d'Afrique où les formes pernicieuses sont assez abondantes et les morts assez fréquentes; nous n'avons pas eu une seule mort à déplorer, et quelques malades à peine nous ont inspiré des inquiétudes; nous citerons notamment ceux de l'Obs. XVI et de l'Obs. XV. L'état du malade de l'Obs. XVI est devenu grave par la longue durée de la fièvre et par l'affection cardiaque qui s'est développée à la suite. Nous n'avons observé qu'un seul cas de maladie du cœur consécutive à la fièvre intermittente. En 1878, le *Recueil des mémoires de médecine, de chirurgie et de pharmacie militaires* donnait une *Relation d'une épidémie d'affections du cœur,* par M. le docteur Julié, qui attribue ces affections cardiaques à l'empoisonnement par la malaria. En pesant notre travail et nos conclusions, nous avons été amené à penser que chez notre malade aussi la maladie du cœur est une conséquence de la fièvre intermittente.

Chez le malade de l'Obs. I, la gravité a résidé dans l'intensité et la durée de la fièvre, mais plus encore dans les symptômes spinaux (vomissements, raideur de la nuque, opisthotonos), qui ont persisté pendant très longtemps. Le malade de l'Obs. XV nous a inquiété à cause des symptômes respiratoires qui faisaient craindre l'asphyxie. Quant au malade de l'Obs. VI, il a eu des convulsions et du coma, mais ces symptômes graves ne se sont pas répétés.

Si nos malades ne sont pas morts, il n'en est pas moins vrai qu'ils ont ressenti vivement l'atteinte de fièvres en apparence bénignes. Au bout de quelques jours, ils prenaient un teint jaunâtre et terreux, analogue à celui des militaires qui ont eu la fièvre en Afrique. Ils avaient perdu toute force, et pendant les premiers jours de la convalescence, ils avaient de la peine à se tenir sur leurs jambes. Chez presque tous nos convalescents, les urines étaient d'une pâleur remarquable et les conjonctives tout à fait anémiées. En un mot, nous avons constaté chez la grande majorité de nos malades une anémie considérable, une vraie cachexie paludéenne. Aussi avons-nous, de concert avec notre confrère, M. Eude, délivré à presque tous nos fiévreux des congés de convalescence d'un mois. Ordinairement, ce congé était suffisant pour les remettre; quelques-uns cependant ont dû le faire prolonger et un certain nombre de convalescents sont retombés malades presque immédiatement après leur retour au corps. Pour ces derniers, le congé n'avait pas été assez long et, à leur rentrée à la caserne, ils étaient encore dans cet état de faiblesse qui favorise si singulièrement l'invasion des fièvres intermittentes. Ce sont ces malades qui forment le plus grand nombre de nos récidivistes.

Disons cependant encore une fois que les malades de 1882 ont été moins gravement atteints que ceux de 1881. Chez ces derniers, l'anémie et la débilitation étaient encore plus profondes et les congés ont été ordinairement de plus longue durée et ont dû être plus souvent prolongés. Cela tient toujours, ainsi que nous l'avons déjà dit ailleurs, à la différence des conditions météorologiques des deux années.

Cette gravité de fièvres avec élévation de température assez peu considérable est conforme à ce qu'on nous a enseigné à la Faculté de Strasbourg. Wieger nous disait dans son cours « que la gravité de la fièvre se règle sur l'élévation de la température multipliée par la durée de l'acmé et qu'une température très élevée dans une fièvre intermittente est mieux supportée qu'une température beaucoup moindre dans une fièvre continue ». Or, par la fréquence des accès, nos fièvres devenaient souvent des fièvres presque continues. Cependant, quand nous reviendrons aux considérations générales qui termineront notre travail, nous ferons remarquer que nos idées sur la valeur pronostique de la thermométrie ont été quelque peu ébranlées par ce que nous avons observé dans cette épidémie de fièvres intermittentes.

Récidives. — Les récidives ont été très fréquentes ; nous en comptons 28. Parmi les récidivistes, les uns ont eu un ictère rémittent en 1880 ou la fièvre intermittente en 1881 ; ce sont presque tous les fiévreux observés avant le mois d'avril ; quelques-uns d'entre eux n'ont été atteints de récidive que plus tard. Mais nous avons observé aussi un grand nombre de récidivistes parmi les malades de l'année 1882, et plusieurs de nos fiévreux envoyés en convalescence d'un mois au mois de mai sont revenus à l'hôpital avec la même fièvre, au mois de juin ou au mois de juillet. Dans ces cas, nous n'avons pas constaté une grande différence entre la première et la deuxième atteinte de fièvre ; les accès avaient à peu près la même violence et la durée de la maladie était à peu près la même. La seule différence que nous ayons observée, c'est que les récidivistes avaient, dès leur entrée à l'hôpital, le teint terreux que les malades atteints pour la première fois ne prenaient qu'au bout de quelques jours. Chez eux aussi, dès le premier jour, les urines étaient déjà pâles et anémiques, tandis que ceux qui avaient la fièvre pour la première fois présentaient, pendant les premiers jours, des urines aussi colorées et même un peu plus colorées qu'à l'état normal.

Disons encore, pour en finir avec les récidives et pour bien spécifier dès maintenant l'origine tellurique de nos maladies, que chez plusieurs de nos malades, un changement complet de résidence n'a pas empêché le développement de nouveaux accès de fièvre. Plusieurs de nos fiévreux évacués après guérison sur le dépôt d'Épinal y ont repris la fièvre intermittente. Ce fait a été moins fréquent en 1882 qu'en 1881. L'année dernière, en effet, plusieurs de nos convalescents ont dû entrer dans les hôpitaux de la région où nous les avions envoyés et y ont été traités pour des fièvres intermittentes, ce qui ne s'est pas présenté cette année.

Traitement. — Nous avons peu de chose à dire du traitement que nous avons institué. A des fièvres périodiques, nous avons presque toujours opposé le médicament antipériodique par excellence, c'est-à-dire le sulfate de quinine. Nous voulons cependant dès maintenant faire une observation qui nous a frappé. Le sulfate de quinine, administré aux mêmes doses à la caserne qu'à l'hôpital, n'a jamais amené de guérison, même au bout de six ou huit jours d'usage. A l'hôpital, au contraire, quelques-uns des malades les moins atteints ont guéri sans aucun traitement antipériodique. Nous n'avons, du reste, fait de l'expectation que dans les cas tout à fait légers et dans quelques-uns seulement. Si nous insistons sur ce fait, c'est pour conclure encore une fois en faveur d'une infection tout à fait localisée à la caserne, car l'hôpital de Saint-Dié est à une très petite distance (200 mètres à vol d'oiseau) de l'infirmerie des baraquements; la transposition seule des malades de la caserne à l'hôpital avait sur eux la même influence bienfaisante que chez les malades de 1881 un déplacement plus considérable; nous voulons parler de l'envoi en convalescence que M. Eude a pratiqué chez quelques-uns des fiévreux les moins atteints de l'année dernière et qui leur a bien réussi. Cependant, au moment où notre hôpital exerçait une influence salutaire sur les fiévreux, il était dans un véritable état d'encombrement.

Avant d'administrer le sulfate de quinine, excepté dans quelques cas rares où l'urgence nous était apparue, nous avons toujours donné un vomitif ou un purgatif, et plus souvent encore nous en donnions un deuxième, parce que le malade en avait déjà pris un à la caserne. Nous donnions le sulfate de quinine aux doses de 25, 30 ou 40 centigrammes administrées deux ou trois fois par jour, quatre heures avant l'arrivée des accès. La dose moyenne a été de 50 centigrammes par jour. Quand l'un des accès était plus fort que l'autre, nous divisions la dose de quinine en deux parties inégales; la plus forte était administrée avant l'accès le plus fort.

Une chose nous a frappé, c'est que jamais nous ne sommes parvenu à couper la fièvre dès le premier jour, comme il arrive souvent dans les fièvres intermittentes. Il a toujours fallu cinq, six et jusque quinze jours de traitement par la quinine pour arriver à la guérison. Ceci indique, suivant nous, une ténacité ou, si l'on veut, une vivacité particulière du miasme tellurique et explique la débilitation profonde de nos malades.

Quand il y avait de la constipation, nous donnions un peu de rhubarbe; quand il y avait de la dyspnée, nous ordonnions un peu d'éther ou des sinapismes; à l'insomnie nous opposions l'opium; nous luttions contre la céphalalgie par l'application de compresses fraîches ou de compresses d'eau sédative; enfin, nous avons combattu les vomissements du malade de l'observation I par l'eau gazeuse et la raideur de la nuque par des vésicatoires volants.

Étude des urines et du sang des fiévreux. — Nous avons cru devoir rejeter jusqu'ici l'étude que nous avons faite des urines et du sang de nos malades; en l'intercalant dans la symptomatologie, nous aurions nui à la clarté de l'exposition. Nous pensons, du reste, que ces recherches ont un intérêt d'actualité et qu'il est important de les faire ressortir.

Il y a peu de temps seulement, à la réunion de l'Association française pour l'avancement des sciences (session d'Alger, 1881), M. Verneuil faisait une conférence sur le *Paludisme étudié au point de vue chirurgical.* Poursuivant cette idée neuve et féconde et l'étendant, il y revient à l'Académie de médecine, et dans la séance du 29 novembre 1881, M. Verneuil établit que la malaria engendre fréquemment la glycosurie et que cette glycosurie peut être passagère et contemporaine de l'accès fébrile ou bien tardive et indépendante des paroxysmes fébriles. Ce fait avait déjà été avancé par M. Burdel, de Vierzon.

Depuis cette époque, une lutte brillante est ouverte entre M. Verneuil et MM. Colin et Le Roy de Méricourt qui essayent de prouver, la statistique à la main, que la glycosurie est rare dans les pays à malaria.

La *Gazette hebdomadaire de médecine et de chirurgie*, dans laquelle nous avons puisé ces documents, ouvre en 1882 ses colonnes aux champions de cette lutte. Elle renferme un très long et consciencieux travail de M. Sorel sur cette question[1]. Une première série de trente-cinq analyses chez trente-cinq malades différents donne un résultat négatif. Dans une deuxième série, M. Sorel découvre quelques faits rares de réduction d'oxyde de cuivre, mais ils sont fugaces et accidentels et la quantité de glucose est excessivement minime. Le docteur Jullien, répondant aussi à l'appel de M. Verneuil, publie une observation de gangrène diabétique chez un homme qui avait autrefois souffert d'accidents paludéens. Il y a peu de temps enfin, M. Verneuil publiait dans le même journal, sous le nom de *Glycosurie et paludisme* (*faits inédits*), un certain nombre d'observations très intéressantes à l'appui de sa thèse.

Nous ne pouvions donc pas faire une étude de fièvres paludéennes sans faire des analyses d'urines au point de vue du sucre. Nous les avons faites d'une façon très consciencieuse, et chez soixante-cinq de nos malades, nous avons examiné les urines pendant les accès fébriles et à la convalescence. Pour faire ces analyses, nous avons mis en usage la potasse caustique et le réactif de Bareswill. Jamais nous n'avons eu de coloration brune avec la potasse ; jamais nous n'avons eu de réduction d'oxyde de cuivre. Nous pouvons donc affirmer que chez nos fiévreux, dans les soixante-cinq derniers cas, c'est-à-dire dans tous ceux que nous avons examinés à ce point de vue, il n'y a jamais eu de sucre dans les urines. Nous n'avons jamais non plus trouvé d'albumine dans les urines de nos malades ; quelquefois il y a eu, à la suite de l'ébullition avec la potasse caustique, un précipité blanchâtre dû sans doute aux phosphates.

Nous avons fait une autre observation très remarquable sur les urines de nos fiévreux : dans les premiers jours, chez les malades qui étaient atteints pour la première fois, les urines étaient colorées d'une façon normale, ou même un peu plus colorées

1. *Gazette hebdomadaire de médecine et de chirurgie*, 1882 : *Recherche de la glycosurie chez les paludiques.*

qu'à l'état ordinaire; mais jamais elles n'ont eu une couleur bien foncée et n'ont laissé de dépôt abondant; puis au bout de six, huit ou dix jours de fièvre, elles prenaient une pâleur extraordinaire que nous avons constatée chez presque tous nos malades. Quand les fiévreux étaient à l'état de récidive, les urines avaient, dès les premiers jours, un aspect blanchâtre et ressemblaient bientôt presque à de l'eau pure.

Nous avons aussi été frappé de l'abondance des urines; chez dix malades en possession de fièvre, la moyenne des urines émises en vingt-quatre heures a atteint 1 litre 900 centimètres cubes; chez les convalescents, elle atteignait 2 litres 250 centimètres cubes.

Nous ne nous sommes pas borné à une analyse au point de vue du sucre et de l'albumine, nous avons voulu en faire une étude plus complète et nous avons eu recours à l'obligeance habituelle de M. le professeur agrégé Garnier, de la Faculté de médecine ds Nancy.

Voici le résultat de ces analyses; nous les avons fait faire pour deux de nos fiévreux en état de maladie et pour deux malades guéris. Nous les donnons comme elles nous ont été transmises, en mettant en regard la composition normale des urines.

Analyse n° 1 (fiévreux malade).

		Composition normale.
Quantité d'urines en 24 heures	1100^{cc}	1600^{cc}
Eau	973,82	»
Matières solides	46,18	57,2
Urée (procédé Yvon)	18,74	38
Acide urique	1,25	0,5
Chlore des chlorures	6,75	5
Acide phosphorique total	1,5	2,2
Glycose	0	»

Analyse n° 2 (fiévreux malade).

Quantité d'urines des 24 heures	2300^{cc}	1600^{cc}
Eau	2269,90	»
Matières solides	53,10	57,2
Urée (procédé Yvon)	29,00	38
Acide urique	1,42	0,5
Chlore des chlorures	3,45	5
Acide phosphorique total	1,67	2,2
Glycose	0	»

Analyse n° 3 (fiévreux guéri).

Quantité des urines des 24 heures	2300^{cc}	1600^{cc}
Eau	2269,90	»

		Composition normale.
Matières solides	69,04	57,2
Urée (procédé Yvon)	27,90	38
Acide urique	1,42	0,5
Chlore des chlorures	8,28	5
Acide phosphorique total.	1,10	2,2
Glycose	0	»

Analyse n° 4 (fiévreux guéri).

Quantité des urines des 24 heures. .	2250cc	1600cc
Eau	2217,58	»
Matières solides	69,04	57,2
Urée (procédé Yvon)	26,34	38
Acide urique	1,39	0,5
Chlore des chlorures	11,02	5
Acide phosphorique total.	1,03	2,2
Glycose	0	»

Il résulte de ces analyses, tout d'abord, que M. Garnier n'a pas trouvé non plus de glucose dans les urines de nos fiévreux guéris et convalescents. Nous avons constaté en outre, chez les fiévreux et chez les convalescents, une diminution dans la quantité d'urée et, dans les deux catégories, une augmentation d'acide urique. Le chlore des chlorures est un peu diminué ou arrive à peine à l'état normal chez les fiévreux ; il est notablement augmenté chez ceux qui sont guéris.. Les phosphates sont diminués chez les fiévreux et chez les convalescents. Les matières solides en général sont diminuées chez les fiévreux et augmentées chez les malades qui sont arrivés à la guérison.

Cette étude des urines ne nous a pas satisfait ; nous espérions que l'analyse chimique nous rendrait compte de la pâleur très apparente du liquide urinaire chez presque tous nos convalescents. Il n'en est rien cependant ; malgré la précision avec laquelle nos analyses ont été faites, nous ne pouvons, avec leur aide, comprendre la coloration normale du début et l'absence de coloration à la période de convalescence. Nous pensons que dans le fait de ces urines peu colorées, il pourrait y avoir quelque chose d'analogue à ce qui se passe dans certains cas de nervosisme où l'on trouve une augmentation de la quantité d'urine et une décoloration très apparente. Y a-t-il une relation entre l'abondance des urines et le peu d'élévation du pouls pendant la fièvre et la diminution de fréquence du pouls pendant la période de convalescence ? Nous serions tenté de le croire, car le médicament diurétique par excellence, la digitale, n'agit qu'en abaissant la fréquence du pouls; or, chez nos malades à la période fébrile, le pouls n'a jamais été bien accéléré, et à la convalescence il était ralenti. Nous comprendrions ainsi pourquoi, pendant la période fébrile, les urines n'ont pas été rares et colorées comme elles le sont d'ordinaire dans les fièvres, et pourquoi, à la période de la convalescence, elles étaient plus abondantes et tout à fait décolorées.

Quant au sang, nous avons voulu aussi l'étudier d'une façon spéciale ; il y a peu de temps que Klebs (de Prague) faisait des recherches sur les causes et la nature de la fièvre intermittente ; il attribuait les symptômes du paludisme à la présence dans le sang du *bacillus malariæ;* cette idée fut soutenue aussi par Thomasi Crudelli (de Rome) et combattue par d'autres auteurs[1].

M. Laveran présenta aussi naguère à l'Académie des sciences un mémoire dont la conclusion est que les accidents de l'impaludisme sont produits par la présence, dans le sang, d'éléments parasitaires.

Nous avons recherché ces parasites et nous avons fait six analyses microscopiques de sang de fiévreux en possession de fièvre; nous n'avons trouvé aucun organisme dans le sang et le résultat de nos recherches a été contrôlé par notre collègue M. le docteur Eude. Une seule fois, nous avons trouvé des globules blancs en plus grande quantité qu'à l'état normal. Donc, au point de vue des parasites de la fièvre intermittente, nos analyses ont donné un résultat négatif.

Nature des fièvres observées. — Les considérations étiologiques que M. Eude a présentées dans son mémoire et que nous avons résumées au début de notre travail, les symptômes que nous avons rapportés aussi fidèlement que possible, l'étude du mouvement fébrile à laquelle nous avons donné une si grande importance, la cachexie observée chez presque tous nos malades, enfin la fréquence des récidives, ne nous semblent laisser aucun doute sur la cause tellurique de l'affection que nous avons décrite. Nous pensons, et nous croyons que tous nos lecteurs seront de notre avis, que nos fiévreux étaient tous des impaludés. Nous ne voyons pas, dans tout le cadre nosologique en dehors des fièvres à malaria, de maladie qui puisse répondre aux symptômes et au mouvement fébrile que nous avons observés. Qu'on compare

1. *Gazette hebdomadaire de médecine et de chirurgie,* année 1882.

surtout nos courbes thermométriques avec celles de la fièvre éphémère, de la fièvre typhoïde, de toutes les pyrexies en général et l'on verra qu'il n'y a aucune analogie entre elles et celles des maladies indiquées. Dans toutes ces maladies, quelles qu'elles soient, dès le premier jour, la température se maintient constamment au-dessus de la normale ; dans la plupart, elle a une ascension graduelle pendant un certain nombre de jours, mais en tout cas il n'y a jamais de période d'apyrexie franche ; jamais le thermomètre ne descend à 37°5 ; dans toutes, la température du soir est toujours plus élevée que celle du matin. Chez nos malades au contraire, la température maximum se présente d'emblée ; nous l'avons constaté toutes les fois que l'acmé s'est présentée aux heures réglementaires de la visite à l'infirmerie ; les autres fois, nous avons trouvé à l'hôpital, dès le premier jour, un maximum qui n'a jamais été dépassé. Cette température maximum se maintient pendant très peu de jours : trois à quatre jours à peine ; la période d'état est très courte. Le plus souvent les maxima baissent d'une façon continue, lente, par un, deux ou trois dixièmes de degré par jour ; puis, même quand la fièvre paraît tombée, il se présente, aux heures des accès, des élévations anormales qu'on ne peut plus appeler fébriles. Enfin, quand la défervescence est établie, la température prise plusieurs fois par jour se maintient aux environs de 37°, sans jamais aller au-dessous. Dans les autres maladies infectieuses au contraire, à la période de la convalescence, il y a des minima qui descendent plutôt au-dessous de la température normale.

Les accès fébriles se présentent régulièrement aux mêmes heures pendant quelques jours ; il y a presque chaque fois frisson, chaleur et sueurs ; quelquefois, mais rarement, le frisson fait défaut. Ces accès ont une durée de deux heures au plus, et dans les intervalles il y a apyrexie complète, cependant avec une température supérieure à 37°. Le mouvement fébrile est peu durable ; il est fini, le plus souvent, au bout de dix ou douze jours et souvent avant cette époque ; deux fois seulement il a persisté une vingtaine de jours. Le mouvement fébrile de nos fièvres n'a donc rien de commun avec celui de la fièvre typhoïde ; les courbes que nous donnons à la fin de notre travail en font foi. Du reste, il n'y a aucun des symptômes de la fièvre muqueuse : la langue est rarement chargée ; il y a très rarement de la diarrhée ; les épistaxis sont peu fréquentes ; le ventre reste souple et indolent à la pression, malgré de rares coliques sèches observées une fois ou l'autre ; enfin, il n'y a jamais eu de taches rosées lenticulaires.

Ce qui, selon nous, aussi éloigne d'une façon absolue l'idée d'une maladie du genre typhique, c'est que, deux années de suite, nous avons observé une fois 133 cas, et cette année 82 cas de fièvre, et que, avec ce grand nombre de cas observés, il n'y a jamais eu un seul malade atteint de vraie fièvre typhoïde. Or, dans les épidémies de fièvre muqueuse, quelle que soit la bénignité de l'affection, il y a toujours quelques cas qui font exception à la règle et prennent le caractère typhoïde.

Nous affirmons donc, d'une façon très catégorique, la nature paludéenne des affections que nous avons observées et décrites. Nous savons bien que le mouvement fébrile n'a pas été aussi intense qu'il l'est dans les fièvres d'Afrique, et que les accès n'ont ni la durée ni la gravité de ceux qu'on voit dans les pays chauds. Mais ils sont plus fréquents et, malgré l'absence de températures très élevées, il survient, au bout de très peu de temps, une anémie profonde, une cachexie marquée par une faiblesse considérable et par la décoloration des urines. Comment cela s'est-il fait ? Nous ne saurions trop l'expliquer. Jusqu'alors, d'après les théories existantes, l'hyperthermie seule userait les éléments constitutifs du sang. Or, chez nos malades l'élévation de température a presque toujours été modérée. Nous rappelons cependant que la fréquence des accès fébriles a transformé nos fièvres intermittentes en fièvres presque subcontinues. Est-ce là la cause de l'usure des organismes ? ou bien le virus paludique a-t-il eu une nocivité spéciale due au terrain dans lequel il s'est produit ? Nous n'oserions pas formuler une hypothèse acceptable ; tout ce que nous voulons constater encore une fois, c'est que nous avons observé deux années de suite des fièvres spéciales à types rares, au moins dans les pays chauds. Ces fièvres dépendaient certainement de la malaria ; elles ont amené en très peu de temps, chez presque tous nos malades, une cachexie analogue à celle des fièvres d'Afrique ; elles sont très sujettes aux récidives et disparaissent dès que le bataillon se met en marche pour les manœuvres. Ce phénomène de la disparition des fièvres pendant les manœuvres a été observé en 1881 ; il s'est répété très nettement en 1882[1]. Il n'y a donc pour nous aucun doute sur la

1. Ce fait s'est reproduit en 1883 à la suite d'un campement sur les hauteurs de Saint-Dié provoqué par M. le médecin-directeur du 6e corps d'armée, M. Dauvé.

nature tellurique de ces fièvres. Les conditions spéciales du terrain sur lequel sont construits les baraquements de Saint-Dié sont la cause évidente et unique du développement des fièvres.

Si l'année 1882 avait été moins pluvieuse, nous oserions affirmer qu'en raison des travaux qui viennent d'être exécutés à la caserne, la fièvre intermittente aurait disparu d'une façon presque définitive[1].

Formes spéciales de nos fièvres. — Nous avons longuement étudié les différents types de fièvres paludéennes observées, nous voulons encore attirer l'attention sur quelques formes spéciales, et tout d'abord sur une *forme spinale* que nous n'avons trouvée décrite nulle part. Le malade (Obs. I) a des vomissements, de la raideur de la nuque, de l'opisthotonos, symptômes qui, à part le vomissement, rappellent le tétanos ; ces symptômes s'aggravent avec la fièvre pour diminuer et disparaître avec elle et reviennent avec une nouvelle invasion du mouvement fébrile.

Dans un autre cas (Obs. XV), nous avons observé la *forme asthmatique ;* à chaque accès il y avait chaleur, sueurs, élévation de température, et ces symptômes étaient accompagnés ou plutôt masqués par une dyspnée violente, qui disparut avec les accès fébriles.

Nous arrivons à la fin de notre travail et, ayant de donner comme pièces justificatives les observations et les courbes thermométriques, nous essaierons de formuler quelques conclusions.

Conclusions.

1° En 1882, nous avons observé, comme en 1881, chez les hommes du 10e bataillon de chasseurs de Saint-Dié des fièvres telluriques dues à la détérioration progressive du sol du casernement. Les fièvres de 1882 ont le même caractère que celles de 1881, mais elles sont moins intenses, grâce aux conditions météorologiques différentes. Nous avons encore une fois constaté leur disparition coïncidant avec le déplacement du bataillon pour les manœuvres.

2° Dans ces fièvres telluriques, nous avons eu un seul cas de fièvre rémittente et deux cas de fièvre quotidienne simple. Le plus souvent il y a eu deux accès, assez fréquemment trois accès

1. Nous avons dit plus haut qu'elle a été bien moins fréquente en 1883 ; il n'y en a eu que 45 cas dans le même laps de temps qu'en 1882.

et deux fois quatre accès réguliers par jour. Les fièvres étaient donc quotidiennes doublées, triplées ou quadruplées. Nous savons d'après Colin que dans les pays froids, à la première invasion épidémique, la fièvre intermittente prend plutôt le type périodique que le type rémittent, mais il nous a paru étrange de constater un aussi grand nombre de cas à accès quotidiens doubles ou triples ; le fait est au moins rare.

3° Les accès présentaient presque tous le frisson, la chaleur et les sueurs des accès de fièvre des pays chauds, mais ils étaient de moins longue durée et les températures n'étaient pas toujours très élevées.

4° Rien dans la symptomatologie ni dans la marche de la fièvre ne rapproche nos maladies des fièvres muqueuses ou des fièvres éphémères.

5° Les récidives sont fréquentes, la détérioration des organismes est très considérable et occasionne un grand déchet dans l'effectif d'un bataillon des mieux pourvus au point de vue de l'alimentation et logé en apparence dans les meilleures conditions d'hygiène. Ce déchet a été moins grand qu'en 1881.

6° Les urines de nos malades n'ont jamais présenté de sucre, mais ont été remarquables par leur pâleur et leur abondance chez les convalescents.

7° Nous n'avons pas trouvé dans le sang les organismes décrits par Laveran et Klebs.

8° La nature tellurique de ces fièvres nous paraît indiscutable, eu égard à la symptomatologie, à la marche de la température, à la détérioration des malades et au grand nombre des récidives.

9° Nous espérons que les travaux entrepris à la caserne empêcheront dorénavant de nouvelles épidémies de fièvres intermittentes ; il n'est pas certain, cependant, que ces travaux soient assez complets.

10° Cette éclosion de fièvres intermittentes dans une partie de la ville ordinairement indemne, dans des bâtiments où les règles de l'hygiène sont parfaitement observées quant à l'intérieur des casernements, nous apprend que la propreté et l'aération ne suffisent pas à rendre une habitation salubre, mais que le sol peut avoir une influence délétère considérable. Cette influence mauvaise peut ne pas tenir à la constitution primitive du sol, et ne se produire qu'au bout d'un certain nombre d'années, alors que le terrain est devenu marécageux par suite du mauvais écoulement des eaux pluviales et ménagères. Il résulte de là que, dans la construction des casernements et des cités ouvrières, on devrait toujours veiller avec le plus grand soin à l'écoulement facile des eaux et l'assurer par l'établissement de drainages bien faits.

OBSERVATIONS RELATIVES AUX DIVERS TYPES DE FIÈVRE.

I. — *Fièvre rémittente à forme spinale terminée par une fièvre quotidienne et par un accès de fièvre tierce.*

OBS. I. — Har....., entré à l'hôpital le 11 mai. Ce malade a assisté à une marche militaire le 10 mai. En rentrant, il est pris de malaise, de frissons et de chaleur; le 11, il vient à la visite, se plaignant de céphalalgie et de douleurs dans le côté; il a le teint pâle et une attitude chancelante. Une heure après, il a une syncope. M. Eude, appelé auprès de lui à midi, le trouve avec une fièvre assez marquée : pouls très fréquent, température 40°2. Le malade entre d'urgence à l'hôpital; on lui donne 0gr,50 de sulfate de quinine. Il a des sueurs de midi à 3 ou 4 heures du matin.

12 mai. — Le malade est pâle, a l'œil terne et la respiration très faible; il éprouve un grand malaise.

13 mai. — La fièvre est presque continue, cependant il a une ou deux fois par jour des frissons suivis de sueurs. Le malade a une céphalalgie intense; il se plaint de lumbago et vomit toute espèce de boissons. Nous constatons de la raideur de la nuque, de l'opisthotonos et des grimacements de la face.

Traitement : mixture éthérée, eau gazeuse, 0gr,20 de sulfate de quinine à 10 heures du matin et 0gr,60 à 11 heures du soir.

Le même état nerveux persiste jusqu'au 16 mai; en même temps, la fièvre reste continue, la température reste toujours fébrile et il y a des frissons et des sueurs abondantes.

Les jours suivants, la fièvre paraît diminuer un peu, tout en restant à peu près continue. En même temps, l'état spinal s'amende d'une façon très visible.

Le 22 mai, la fièvre redevient un peu plus vive et les vomissements, la raideur de la nuque et l'opisthotonos reprennent.

A partir du 29 mai, la fièvre devient quotidienne avec un maximum à midi; elle se termine avec un accès de fièvre tierce le 2 juin.

Le malade est dans un état de faiblesse considérable; il est excessivement pâle et amaigri; les urines sont d'une pâleur remarquable. Il part en convalescence de trois mois le 23 juin (voir courbe n° I).

II. — *Fièvre quotidienne simple.*

Obs. II. — De....., entré le 15 mai pour bronchite. Dans la journée du 21 mai, il a un accès de fièvre qui commence vers midi et se continue jusqu'à 4 heures du soir, avec un maximum de 40°. A 8 heures du soir, l'accès de fièvre est terminé. Le matin, il y a apyrexie complète. Les jours suivants, l'accès fébrile commence tous les jours à la même heure et se termine au même moment avec un maximum baissant tous les jours de plusieurs dixièmes.

A partir du 26 mai, plus de fièvre. Le malade part en convalescence d'un mois le 3 juin (voir courbe n° II).

III. — *Fièvres biquotidiennes.*

Obs. III. — Man....., entré le 16 juin. Le malade, qui était bien portant la veille, est pris le 14 juin à 5 heures du matin de malaise, de faiblesse, de frissons avec tremblements suivis de chaleur et de sueurs. L'accès de fièvre est terminé vers 10 heures du matin. Nouvel accès vers 8 heures du soir. Autres accès le 15 au matin et le 15 au soir, avec des sueurs excessivement abondantes. Le malade est abattu, se plaint de céphalalgie et d'insomnie ; il n'a pas d'appétit, mais n'a pas de diarrhée et la langue est bonne.

A partir du 16, les accès fébriles se présentent à 2 heures du soir et à 3 heures du matin ; il y a chaque fois un petit frisson suivi de chaleur et de sueurs. Il se produit un herpès labial abondant ; l'état du ventre et de la langue ne se modifie pas.

Les jours suivants, la fièvre diminue un peu chaque jour, mais les accès se présentent régulièrement aux mêmes heures avec les frissons et les sueurs. Le 23, il y a défervescence avec un pouls inférieur à 60. Le malade a un teint jaune et cachectique. Il part en convalescence d'un mois le 1er juillet.

Obs. IV. — Mous....., entré le 29 mai, se plaint depuis trois jours de toux, de frissonnements, de chaleur et de sueurs, surtout pendant la nuit. Le 28 à 4 heures du matin en se levant, faiblesse accompagnée de frissons et suivie de chaleur et de sueurs. A 9 heures du matin, M. Eude lui trouve le visage rouge, violacé et ruisselant de sueur. La langue est un peu chargée, mais il n'y a pas de diarrhée et il n'y en a pas les jours suivants.

A partir du 30, les accès fébriles se présentent régulièrement à 7 heures du matin et à 7 heures du soir, sans frissons, mais avec des sueurs abondantes ; ils persistent jusqu'au 4 juin en diminuant tous les jours.

Le malade, très anémique et ayant les urines très pâles, part en convalescence d'un mois le 10 juin (voir courbe n° IV).

Obs. V. *Bronchite concomitante.* — Kop....., entré le 28 mai. Il se plaignait depuis quatre jours de toux fréquente, surtout pendant la nuit; la poitrine ne présente que quelques rares sibilances. A son entrée à l'hôpital, on constate l'existence de deux accès fébriles commençant par des frissons et se terminant par des sueurs abondantes. Le malade se plaint, du reste, d'insomnie, de maux de tête et d'une toux fréquente suivie d'une expectoration séro-muqueuse. La langue est nette; le ventre souple et indolent. Les accès se reproduisent aux mêmes heures : midi et minuit, en diminuant légèrement d'intensité jusqu'au 2 juin, où il n'y a plus qu'un seul accès faible à midi.

Le 8 juin, le malade part en convalescence d'un mois.

Obs. VI. *Accès convulsifs au début.* — Per....., entré à l'hôpital le 11 mai. Le malade est pris subitement le 10 mai, à 11 heures du soir, de convulsions avec perte de connaissance. M. le Dr Eude, appelé auprès de lui, le trouve avec les extrémités fraîches, l'œil fixe, en proie à des contorsions violentes du tronc et des membres. De temps en temps, il se produit un petit gémissement et un frissonnement de tout le corps. Per..... a l'écume à la bouche et fait quelques efforts d'expuition. Il y a perte de connaissance complète. Ces accès convulsifs se succèdent pendant deux heures sous les yeux de M. Eude ; ils sont interrompus de temps en temps par un calme relatif; le pouls reste régulier et normal. Vers minuit et demi, les convulsions cessent et Per..... s'endort sans avoir repris connaissance. Il revient à lui vers 4 heures du matin ; il est dans un état d'affaissement considérable, se plaint de courbature et de maux de tête. Le malade entre d'urgence à l'hôpital le 12 mai à 9 heures du matin.

Traitement : sulfate de soude 45 grammes, et sulfate de quinine 1 gramme, à prendre à 6 heures du soir.

Le 13 mai, le malade est aussi indifférent que la veille ; il répond à peine aux questions qu'on lui adresse. Il se plaint de céphalalgie et d'insomnie. La langue est nette ; le ventre reste indolent ; il y a tendance à la constipation. On constate l'existence de deux accès fébriles arrivant l'un à midi, l'autre à 4 heures du soir ; chaque accès est accompagné de sueurs.

Même état de la langue et du ventre ; même céphalalgie et mêmes accès fébriles allant en diminuant jusqu'au 19 mai ; le 19 mai, la fièvre est tombée ; la céphalalgie a disparu et l'appétit revient.

Le 25 mai, le malade part en convalescence d'un mois dans un état d'anémie très prononcé. Ses urines sont presque comme de l'eau (voir courbe n° III).

Obs. VII. *Récidive.* — Rol....., entré à l'hôpital le 4 juin. A été à l'hôpital en avril 1881 pour fièvre intermittente à accès biquotidiens, à la suite de laquelle il a eu deux mois de convalescence. Depuis, il a été bien portant ; il n'y a que quelques jours que le malade se plaint de faiblesse générale, d'inappétence, de vomissements le matin et d'accès fébriles accompagnés de sueurs. Il a la langue un peu enduite. A partir du 1er juin, on constate, à diverses reprises, des températures légèrement fébriles et des sueurs abondantes.

Du 4 au 10 juin, nous assistons à l'hôpital à une fièvre biquotidienne caractérisée par des frissons, de la chaleur et des sueurs abondantes; à chaque accès, le thermomètre monte à 38°1 ; les deux derniers jours, la température baisse un peu, mais il y a toujours des frissonnements et des sueurs. Cependant la langue reste enduite, mais il n'y a pas de diarrhée et le ventre est souple.

Le 14 juin, le malade est en convalescence d'un mois. Ses urines sont très pâles et le teint est bien terreux.

Obs. VIII. — Leit....., entré à l'hôpital le 16 juin; se plaint depuis le 10 juin de malaise, de perte d'appétit, d'accès fébriles pendant la nuit, précédés d'une période pendant laquelle le malade a froid aux pieds et se terminant par des sueurs excessivement abondantes. Cependant, on ne trouve pas à l'infirmerie de température fébrile; le maximum observé est de 37°8.

Le malade entre à l'hôpital le 16 juin dans un état cachectique; il est très abattu, a de la céphalalgie, de l'insomnie, de l'inappétence et de la soif, mais la langue est humide et nette; il n'y a ni diarrhée ni constipation. Les urines ne sont pas encore très pâles.

A l'hôpital, nous constatons l'existence de deux accès fébriles, l'un à minuit atteignant 38°5, l'autre à 11 heures du matin allant à 38°; il y a chaque fois la même sensation désagréable de froid aux pieds suivie de sueurs. L'état de la langue et du tube digestif ne se modifie pas.

Le douzième jour, c'est-à-dire le 21 juin, la fièvre est tombée, mais le malade est extrêmement anémié, a le teint très jaune et des urines très pâles. Il part en convalescence le 1er juillet.

Obs. IX. *Récidive. Accès faibles.* — Did...... rentre à l'hôpital le 2 juin; il y a fait en avril 1882 un premier séjour pour fièvre intermittente et a eu un congé de convalescence d'un mois. Il est revenu à la caserne le 16 mai; à son retour, il se plaint encore de faiblesse et a encore un teint cachectique. Au bout de dix jours environ, retour des accès fébriles et sueurs fréquentes et abondantes.

Le 31 mai, à 5 heures du soir, frisson suivi de sueurs avec une température de 37°6 ; le 1er juin au matin, même accès avec 38°.

A l'entrée du malade à l'hôpital, on constate son état cachectique et la pâleur de ses urines; on trouve la langue et le ventre en bon état ; mais il a de l'anorexie, de la soif, de la céphalée, de l'insomnie et de l'abattement. On observe en outre, à 7 heures du matin et à 4 heures du soir, un accès fébrile caractérisé par un frisson et des sueurs abondantes; cependant la température ne dépasse pas 37°9.

Le neuvième jour, la fièvre a disparu ; il n'y a plus de frissons et plus de sueurs ; mais le malade est dans un état de faiblesse considérable ; il a un teint véritablement terreux et ses urines sont presque comme de l'eau pure.

IV. — *Fièvres quotidiennes triplées.*

Obs. X. — Hey....., entré à l'hôpital le 17 juin ; il est malade depuis 5 jours ; il éprouve un malaise général, de la faiblesse dans les jambes, de la céphalalgie ; il a le teint altéré et a de l'anorexie et de la soif sans aucun autre symptôme gastro-intestinal. Depuis 3 jours, il a le soir des frissons avec des sueurs.

A son entrée à l'hôpital, les symptômes généraux et les symptômes gastro-intestinaux sont les mêmes et nous constatons trois fois par jour, c'est-à-dire à 4 heures du matin, à 11 heures du matin et à 9 heures du soir, un accès fébrile caractérisé par un frisson, de la chaleur (38°1) et des sueurs profuses. Au moment des accès, le pouls est à 80. Le malade accuse aussi un point de côté à gauche ; mais il n'y a ni pleurite, ni engorgement appréciable de la rate. Les urines sont abondantes et assez colorées.

Le 19, les frissons et les sueurs sont un peu diminués, la température restant à peu près la même ; le pouls est à 64 et à 56 aux heures des accès ; dans les intervalles, il descend à 43. Le 21 juin, la fièvre a disparu, le point n'existe plus ; l'appétit revient ; *le pouls varie de 49 à 60.*

Le 24 juin, le malade se lève, mais est pâle et anémié (voir courbe n° V).

Obs. XI. *Type inverse de Griesinger.* — V....., entré à l'hôpital de Saint-Dié le 31 mai ; il était revenu le 25 mai de l'hôpital de Nancy où il avait subi un traitement spécifique pour des accidents secondaires. A son arrivée à la caserne, il est amaigri et anémié. Dès le 27, il se plaint d'avoir le soir des accès de fièvre avec sueurs. Il accuse de l'inappétence et une faiblesse considérable dans les jambes. Le 29 à midi, la température est de 38° ; le 30 au matin, accès fébrile sans frisson, mais avec chaleur et sueurs. La langue est nette ; à partir du 1er juin, nous constatons l'existence de trois accès fébriles arrivant l'un à 6 heures du matin, le second à 10 heures du matin et le troisième à 6 heures du soir. A chaque accès, il y a de la chaleur (T. = 38° ou 38°1) et des sueurs, et la sensation de froid ne se produit qu'à la terminaison de l'accès.

Le 4 juin, les accès fébriles ont diminué d'intensité, mais se présentent toujours de la même manière.

Le 8 juin, la fièvre a disparu ; le malade est dans un état de faiblesse extrême et a des urines très pâles.

Obs. XII. — Lal....., entré à l'hôpital le 7 juin. Depuis 5 jours il se plaint de malaise, de faiblesse générale, d'inappétence, de céphalalgie et d'insomnie; il a de la chaleur et des sueurs dans la journée et dans la nuit. Le 4 juin, on constate à l'infirmerie une température de 38°; le 5 juin, à 2 heures du soir, une température de 38°2 ; le 6, à 7 heures du matin, une température de 38°1. A ces moments, la face est rouge et couverte de perles de sueur; la peau est chaude et moite. Il n'y a pas de symptômes d'embarras gastrique.

Le jour de l'entrée à l'hôpital, nous trouvons chez ce malade trois légers accès fébriles arrivant l'un à 7 heures du matin, le second à 6 heures du soir et le dernier à 9 heures du soir. Le frisson est peu intense, mais il y a des sueurs assez abondantes ; à chaque acmé, la température ne dépasse pas 37°9 ; dans les intervalles, elle ne descend pas au-dessous de 37°5.

Le 9 juin, les accès fébriles sont encore plus faibles, la température diminue encore et les sueurs sont moins abondantes.

Le 11 juin, la fièvre a disparu ; le 14 juin, le malade va en convalescence dans un état d'anémie très prononcé. On constate une pâleur extrême des urines.

V. — *Fièvres quotidiennes à accès quadruples.*

Obs. XIII. — Br....., entré le 14 juin; se plaint depuis quatre jours de malaise et de toux, et dit avoir le soir des frissons suivis de chaleur et de sueurs abondantes. Perte d'appétit.

Le 13 juin, à 8 heures du matin, on constate qu'il a une température de 38°. Il tousse, mais la poitrine ne présente rien de particulier. A son entrée à l'hôpital, il se plaint de céphalalgie, d'insomnie et d'inappétence. La langue est recouverte d'un très léger enduit saburral, mais il n'y a ni constipation, ni diarrhée, ni nausées. Le ventre est souple et indolent à la pression.

Le malade présente à l'hôpital, dans les 24 heures, quatre accès de fièvre arrivant, l'un à 2 heures du matin, l'autre à 5 heures du matin, le troisième à 5 heures du soir et le quatrième à 10 heures du soir. Il y a chaque fois des frissons et de la chaleur marquée par une élévation de température qui à 10 heures du soir atteint 38°5. Aux autres accès, elle dépasse à peine 38° ; les accès se terminent par des sueurs qui sont presque continues.

Le 17 juin, la fièvre a diminué et l'appétit se relève ; le 19 juin, la fièvre a disparu; mais le malade a un teint terreux et des urines très pâles.

Du 19 au 22, nous faisons prendre *le pouls* plusieurs fois dans les 24 heures et nous trouvons *qu'il oscille entre 45 et 60 par minute*. Il part en convalescence le 25 juin.

Obs. XIV. — Hur....., entré le 18 juin ; malade depuis quatre jours : malaise, céphalalgie, insomnie, faiblesse générale ; dit avoir des frissons suivis de sueurs abondantes. Son teint est altéré.

Le 16 juin, à 11 heures du matin, la température est de 38°2, à 2 heures du soir, de 38°2 ; le 17 juin, à 8 heures du matin, elle va à 38°5 ; le visage est ruisselant de sueur et la chemise trempée. La langue n'est pas enduite ; il n'y a aucun symptôme d'embarras gastrique.

Le 18 juin, le malade, examiné de près à l'hôpital, présente quatre accès de fièvre survenant l'un à 10 heures du matin, l'autre à 5 heures du soir, le troisième à 10 heures du soir et le quatrième à 5 heures du matin. A chaque accès, il y a des frissons suivis de sueurs. L'accès le plus fort est celui de 10 heures du soir. A ce moment, la température est de 38°3 et le pouls bat 68 fois à la minute. Dans les intervalles, la température ne descend pas au-dessous de 37°4, et le pouls varie de 52 à 60. Le 21, les accès fébriles diminuent ; ils atteignent 37°9 à 10 heures du matin et à 10 heures du soir. A l'un des accès, *le pouls est de 44, à l'autre de 63.* Dans les périodes intermédiaires, nous constatons une température de 37°1 et un pouls de 63 par minute.

Les jours suivants, il n'y a plus de fièvre, mais le malade est très faible, anémique et a des urines très pâles. Il part en convalescence le 30 juin. (Courbe n° VI.)

VI. — *Fièvre intermittente à forme asthmatique.*

Obs. XV. — Dem....., entré le 16 juin ; a eu la fièvre intermittente en avril ; est sorti de l'hôpital le 8 mai, avec une permission de 15 jours ; il revient au corps le 23, fait son service et se présente de nouveau à la visite le 5 juin. Il a la face pâle et défaite et se plaint de tremblements, de malaise général, de douleurs dans la poitrine et d'une oppression pénible, accompagnée de toux.

Le 6 au matin, l'oppression est devenue plus vive ; la respiration est haletante ; il y a une toux extrêmement fréquente, pénible et rauque, comme une espèce d'aboiement continu. Dem.... a un point de côté à droite ; sa face est pâle ; il a des tremblements et accuse une faiblesse extrême dans les jambes ; la peau paraît chaude. On ne constate pas de signes physiques spéciaux du côté de la poitrine ; la respiration est rude, mais il n'y a pas de râles. Il y a une expectoration muqueuse assez abondante.

Le malade entre d'urgence à l'hôpital, où on lui applique des ventouses sèches, des sinapismes et où on lui fait prendre de l'éther. Nous trouvons qu'il a, à 7 heures du soir et à 4 heures du matin, deux accès fébriles faibles, précédés de frissons et suivis de sueurs, pendant lesquels les symptômes respiratoires sont chaque fois très accentués et nécessitent l'emploi des sinapismes et de l'éther. A partir du 11, il n'y a plus de fièvre ; l'oppression a presque disparu, mais le malade tousse encore. Le 16 juin, le malade est convalescent et se lève ; il est très anémique et a des urines très pâles. *Le pouls est à 56.*

Le 21 juin, il va en convalescence.

VII. — *Fièvre intermittente biquotidienne prolongée, suivie d'une affection cardiaque.*

Obs. XVI. — Loi...., entré le 1er avril. A été opéré d'ongles incarnés au commencement de mars et n'a repris son service que depuis huit jours. Il se plaint depuis deux jours de malaise, de faiblesse et de perte d'appétit. Enfin, il a un point de côté à gauche. Le malade ne tousse pas et ne crache pas et l'auscultation n'offre rien d'anormal.

Le 30 mars, accès fébrile à 5 heures du soir : frisson, chaleur et sueurs. Le 31 mars, nouvel accès à la même heure ; le thermomètre monte à 39°2. Le 1er avril, la peau est chaude et moite et le pouls très fréquent ; le malaise général et la douleur dans le côté gauche persistent. A partir du 2 avril, la fièvre devient biquotidienne. Il y a deux accès, l'un à 5 heures du matin, l'autre à 7 heures du soir. Chaque fois il y a de légers frissons suivis de sueurs très abondantes ; le malade est un peu abattu et se plaint de céphalalgie. La langue est un peu chargée, l'anorexie complète ; il n'y a pas de diarrhée, mais plutôt une tendance à la constipation ; le ventre est souple et indolent à la pression ; pas de taches rosées lenticulaires. Deux épistaxis dans la journée du 6 avril.

Malgré divers purgatifs et malgré 0gr,60 de sulfate de quinine donnés en deux fois, matin et soir, quelques heures avant les accès, la fièvre ne disparaît que le 24 avril. Déjà le 23, l'accès du matin avait disparu. Le 18 avril, nous constatons pour la première fois l'existence d'un bruit de souffle aux deux temps du cœur.

Le malade est dans un état de faiblesse extrême et a un teint terreux. Il part le 3 mai en convalescence pour deux mois. A son retour au corps en juillet, il a encore un teint cachectique très prononcé et offre de l'œdème aux extrémités inférieures. L'affection du cœur s'est développée d'une façon inquiétante ; au bout de peu de jours de repos à l'hôpital, il est renvoyé à nouveau dans sa famille pour trois mois. De retour au bataillon, il est proposé pour un congé de réforme et renvoyé dans ses foyers.

Nancy, imprimerie Berger-Levrault et Cie.

COURBE N°I. (Obs. I)

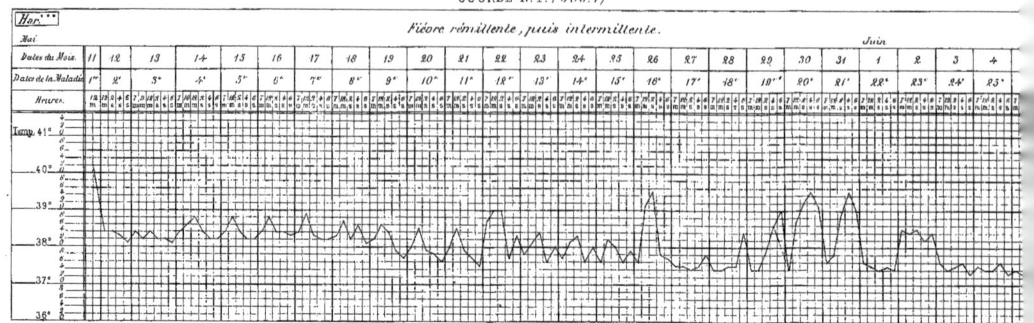

COURBE N°II. (Obs. II)

D.***

Fièvre intermittente quotidienne.
Accès unique.

Mai

Dates du Mois. 18 19 20 21 22 23 24 25 26

Dates de la Maladie. 1er 2e 3e 4e 5e 6e 7e 8e

Heures.

Temp. 41° 40° 39° 38° 37° 36°

COURBE N°III. (Obs. VI)

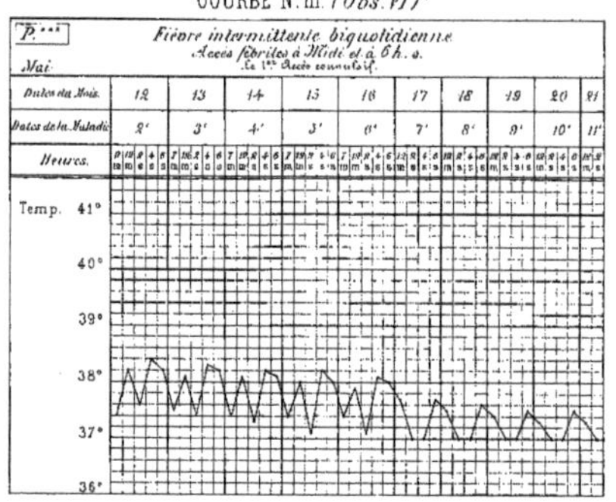

COURBE N°IV. (Obs. IV)

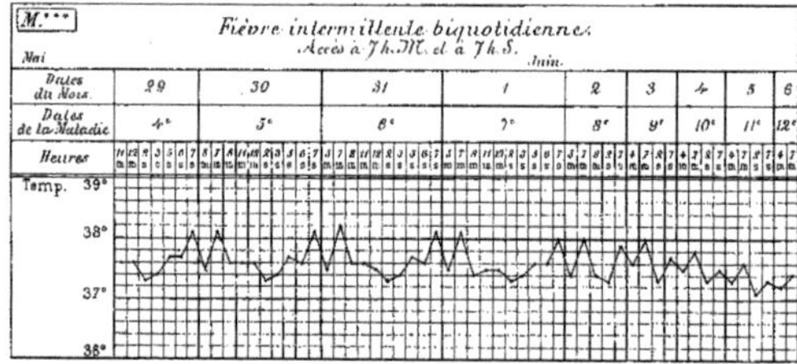

COURBE N°V. (Obs. X)

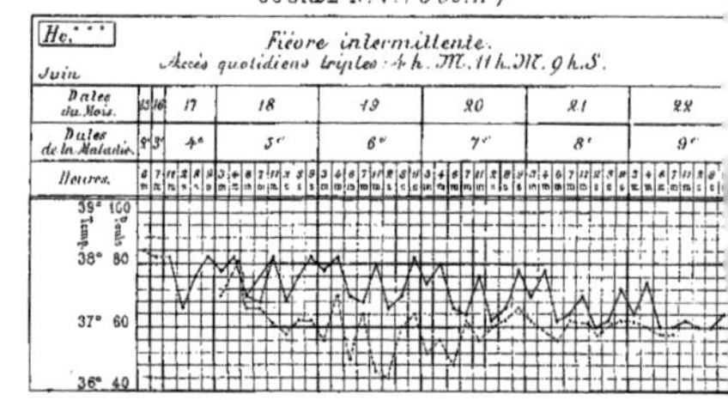

COURBE N°VI. (Obs. XIV)

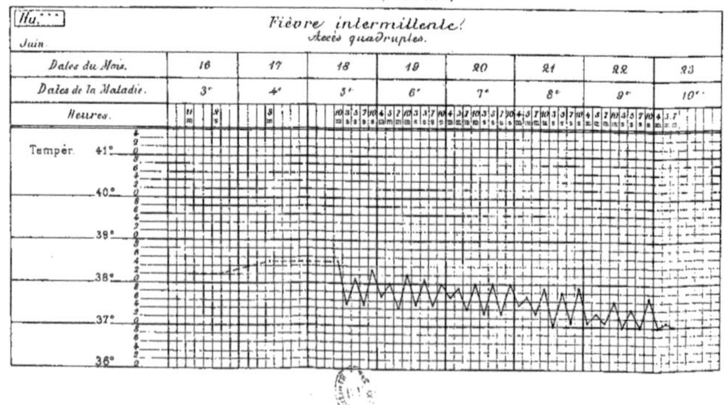

www.ingramcontent.com/pod-product-compliance
Ingram Content Group UK Ltd.
Pitfield, Milton Keynes, MK11 3LW, UK
UKHW012110240726
13965UKWH00004B/1680

9 782013 560566